DES

LÉSIONS DES ORGANES GÉNITAUX

CHEZ LES TUBERCULEUSES

PAR

Alfred VERMEIL,

Docteur en médecine de la Faculté de Paris,
Interne des hôpitaux,
Médaille de bronze de l'Assistance publique (Internat, 1875-1880).

PARIS

ADRIEN DELAHAYE ET E. LECROSNIER, ÉDITEURS,

PLACE DE L'ÉCOLE-DE-MÉDECINE.

1880

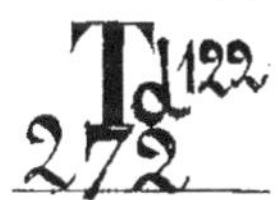

DES

LÉSIONS DES ORGANES GÉNITAUX

CHEZ LES TUBERCULEUSES

PAR

Alfred VERMEIL,

Docteur en médecine de la Faculté de Paris,
Interne des hôpitaux,
Médaille de bronze de l'Assistance publique (Internat, 1875-1880).

PARIS

ADRIEN DELAHAYE ET E. LECROSNIER, ÉDITEURS.

PLACE DE L'ÉCOLE-DE-MÉDECINE.

1881

LÉSIONS DES ORGANES GÉNITAUX

CHEZ LES TUBERCULEUSES

Dans les affections chroniques de l'utérus, dit M. Tillot en terminant sa thèse (1), la lésion est à l'utérus, et la maladie est dans l'organisme.

Sans être aussi absolu que cet auteur, nous croyons fermement que l'appareil utérin, comme tous les autres, lorsqu'il est atteint d'une façon quelconque, réagit différemment suivant le terrain, suivant l'état d'être particulier du sujet, chaque diathèse mettant pour ainsi dire son cachet sur l'ensemble des manifestations morbides.

Nous n'avons encore que des données assez vagues sur les manifestations des diathèses herpétique et arthritique, et il serait peut-être prématuré de rechercher aujourd'hui leur influence sur l'appareil utérin.

La diathèse tuberculeuse est malheureusement mieux caractérisée, — ses manifestations sont plus faciles à saisir,

(1) Tillot. De la lésion et de la maladie dans les affections chroniques du système utérin, 1860.

et nous pouvons rechercher son action sur l'appareil génital de la femme par l'étude de faits nombreux recueillis
dans la littérature médicale ou observés dans le service de
M. Gallard, auquel je m'empresse d'exprimer ici ma re-
connaissance pour les leçons et les conseils éclairés qu'il
m'a prodigués pendant un an.

Les lésions que nous avons rencontrées ne sont pas
toutes tuberculeuses, en ce sens que toutes ne sont pas
dues au dépôt de la matière tuberculeuse dans l'utérus et
ses annexes ; elles n'en sont pas moins dominées par la
diathèse et liées étroitement à son évolution.

Nous étudierons donc pour chacune des parties de l'appareil génital de la femme, des lésions tuberculeuses et
des lésions non tuberculeuses, et nous essaierons de rat-
tacher à chaque lésion les symptômes propres à la faire
reconnaître.

Nous avons placé les organes génitaux dans l'ordre de
fréquence de leurs lésions, et parmi eux nous avons com-
pris le péritoine du petit bassin qui est l'analogue de la
tunique vaginale de l'homme. Comme celle-ci, il a ses
maladies propres, et il participe à la plupart de celles de
la glande génitale et de ses annexes ; aussi ne doit-on pas
s'étonner de trouver les pelvipéritonites au premier rang
des lésions qui nous occupent.

HISTORIQUE

La connaissance de la tuberculose de l'appareil génital de la femme est de date récente. Cependant, presqu'au début de l'histoire de la terrible diathèse (en 1825), Louis signalait des cas de tubercules de l'utérus et de ses annexes. Bientôt Tonnelé, Senn, Duparcque et à l'étranger Tilt, Seymour, publiaient des faits analogues; mais il faut arriver au mémoire de Reynaud pour trouver enfin un ouvrage d'ensemble sur ce sujet.

A partir de ce moment on trouve, dans les publications tant françaises qu'étrangères, des faits nombreux, trop nombreux même, car on attribue à la tuberculose quantité de masses caséeuses, d'amas pultacés qui, très probablement, étaient indépendants de cette affection. Déjà, dans cette période, Aran, dans un ouvrage classique, insistait sur la coïncidence fréquente de la tuberculose et des affections utérines, — mais pour donner à cette coïncidence une interprétation toute spéciale. Pour lui, on verrait bien moins les organes génitaux s'altérer sous l'influence de la diathèse, que celle-ci prendre naissance dans le cours des affections utérines chroniques primitivement simples. Mais c'est M. Bernutz qui, par son ingénieuse et féconde conception de l'orchite féminine, a l'honneur d'avoir le premier tracé le tableau clinique le plus fréquent de la tuberculose pelvienne.

Presqu'en même temps, et sous l'impulsion de ces deux maîtres, M. Siredey, dans sa thèse inaugurale, ramenait vers les lésions des annexes de l'utérus, et entre autres vers leurs altérations tuberculeuses, l'attention qu'elles méritent .L'année suivante (1861) un élève de M. Bernutz, M. Pillaud, prenait pour sujet de thèse : Des tubercules de l'ovaire et de la trompe. Enfin, en 1865, M. Brouardel, dans une thèse remarquable, réunissait tous ces documents en un tableau général qui est resté l'ouvrage le plus complet sur la question.

Depuis, sauf une très courte thèse de M. Giraud, et jusqu'à l'importante communication de M. Cornil, nous ne trouvons sur notre sujet, dans la littérature médicale, que des faits épars et des descriptions sommaires dans les traités de gynécologie. On trouvera dans l'article Bibliographie l'indication de tous ces travaux.

RAPPORTS DE LA TUBERCULOSE

ET DES LÉSIONS DE L'APPAREIL GÉNITAL.

I. Les deux tiers au moins, dit Aran, des femmes qui présentent cette inflammation sous la forme chronique, sont des femmes tuberculeuses, et ce qu'il dit à propos de la pelvipéritonite, il le répète en parlant des affections utérines en général. Je ne connais pas, dit-il, d'affections qui conduisent plus fréquemment à la phthisie pulmonaire que les maladies qui nous occupent. Pour lui, la tuberculose dans ces cas est donc presque toujours secondaire, acquise. Elle est le résultat des pertes continuelles, de la consomption déterminée par les affections utérines simples, et c'est ainsi qu'il s'explique la fréquence des lésions des organes génitaux chez les tuberculeuses.

Il y a là une exagération manifeste et l'opinion d'Aran n'est aujourd'hui soutenue par personne. Il est certain que chez une femme prédisposée, une maladie utérine grave, une affection inflammatoire entraînant une longue suppuration, par les troubles apportés aux fonctions nutritives,

par le confinement qu'elles exigent, peuvent devenir l'occasion de l'explosion de la tuberculose. Mais ce sont là des
circonstances heureusement exceptionnelles. Nous cite-
rons, du reste, dans ce mémoire de nombreux exemples
auxquels ne peut être appliquée la théorie d'Aran et les
faits qui s'y rapportent sont certainement en très petit
nombre parmi les fréquentes coïncidences de la tuberculose génitale et de la tuberculose pulmonaire.

Une des preuves qu'Aran donne à l'appui de son opinion
est cette loi de balancement des manifestations pelvienne
et générale, qu'il a formulée le premier et qu'il est impossible de méconnaître. Tous les auteurs signalent, en effet,
cet effacement graduel des symptômes utérins devant ceux
de la consomption tuberculeuse, mais nous verrons qu'il
est facile de les interpréter autrement que ne l'a fait
Aran.

II. Une deuxième opinion qui, à notre avis, est l'expression de la vérité dans un très grand nombre de cas, et qui
a été surtout défendue par MM. Bernutz et Goupil, nous
montre encore la tuberculose génitale débutant de préférence chez des femmes atteintes déjà depuis un temps
plus ou moins long d'affections utérines diverses : puerpé-
rales, traumatiques, blennorrhagiques, etc. Mais M. Bernutz n'accuse plus ces affections d'avoir déterminé la tuberculose, seulement au moment de l'envahissement de la
diathèse, celle-ci frappe de préférence des organes déjà
malades, *locos minoris resistentiæ*. A l'appui de cette théorie, MM. Bernutz et Goupil (p. 53, t, II) citent l'observation très-concluante d'une jeune femme atteinte d'une pelvipéritonite manifestement tuberculeuse, six ans après
une pelvipéritonite dont elle avait parfaitement guéri.

C'est dans ces limites que nous faisons la part des grossesses anterieures, si souvent notées dans nos observations, sur les lésions trouvées à l'autopsie.

Les organes génitaux peuvent être atteints par la tuberculose à diverses périodes de la phthisie.

Dans la période ultime, cachectique, et, dans ce cas, leur envahissement, insignifiant én clinique, n'a qu'un intérêt anatomo-pathologique.

Avant la troisième période, et c'est alors surtout qu'on observe le balancement des symptômes remarqué par Aran. On comprend qu'une fluxion d'une certaine importance du côté de l'appareil génital, puisse produire une dérivation utile et, par suite, modérer pendant quelque temps les progrès de l'affection pulmonaire. Ainsi peuvent s'expliquer ces *alternatives* de poussées pelviennes et pulmonaires sur lesquelles insistent MM. Bernutz et Goupil, et si utiles pour le diagnostic difficile de la tuberculose génitale.

Enfin. la tuberculose génitale survenue à une période quelconque peut, d'emblée et définitivement, devenir prépondérante et son appareil symptomatique domine alors tout en se combinant avec lui celui de la lésion pulmonaire.

Nous avons observé, dans le service de M. Gallard, un bel exemple de cette variété de tuberculose.

Observation I (personnelle).

Tuberculose pulmonaire. Pelvipéritonite.

Bonnavaud, (Julie), 22 ans, entrée dans le service de M. Gallard, le 21 avril 1880, salle du Rosaire, 6.

Adénite et conjonctivites dans l'enfance.

Deux enfants, l'un mort à 9 mois et l'autre à 6 jours. A 8 ans, fièvre muqueuse ; à 16 ans pneumonie ayant duré trois mois

Réglée à 14 ans à Paris, régulièrement d'abord ; un peu de leucorrhée à la fin de chaque époque menstruelle depuis l'âge de 16 ans.

1re grossesse à 18 ans, terminée normalement et à terme, sans suites de couches pathologiques.

2e grossesse à 20 ans, terminée à 8 mois, à la suite d'un coup sur le ventre, hémorrhagie abondante après la délivrance ; onze jours après l'accouchement : pelvi-péritonite, vomissements verts, douleurs abdominales.

Depuis deux ans, leucorrhée, palpitations, — amaigrissement, faiblesse musculaire.

La malade dit ne tousser que depuis le mois de décembre dernier. Pendant huit jours, hémoptysies répétées de un verre à un verre et demi. Depuis, surtout amaigrissement rapide, diarrhée, sueurs nocturnes, expectoration purulente.

Aménorrhée depuis cinq mois.

21 avril. La malade entre à l'hôpital.

L'état général est assez mauvais. Emaciation extrême ; fièvre tous les soirs. Diarrhée.

Examen de la poitrine. En arrière au sommet gauche, submatité. Au sommet droit, matité absolue.

Auscultation. Sommet gauche, respiration puérile dans toute l'étendue du poumon.

A droite, dans la fosse sus-épineuse. Souffle caverneux, pectoriloquie, gargouillements dans une petite étendue. Dans la fosse

soûs-épineuse, expiration prolongée et quelques râles sous-crépitants.

En avant, le son est plus élevé sous la clavicule gauche à la percussion; à ce niveau souffle tubaire, craquements humides. Sommet droit souffle tubaire, retentissement de la voix et de la toux,
gros râles sous-crépitants humides.

La malade se plaint de n'avaler qu'avec difficulté. Le bol ali-
mentaire détermine une constriction à l'origine du pharynx. L'examen ne décèle pourtant aucune altération.

Pas de vomissements, diarrhée à peu près continuelle; le ventre
est peu développé, douloureux à la pression dans la fosse iliaque
gauche; un peu plus douloureux à droite. Leucorrhée très abondante.

Au toucher vaginal on trouve le col assez volumineux, largement déchiré, un peu rugueux velouté au niveau de l'orifice; maintenu à gauche par une bride qui occupe le fond du cul-de-sac latéral gauche. Ce cul-de-sac présente un empâtement diffus et est
douloureux à la pression. A gauche dans le cul-de-sac latéral on
trouve sur les côtés de l'utérus en arrière une petite masse grosse
comme une noix, mobile, douloureuse quand on la comprime contre la paroi postérieure et dont la forme représente l'ovaire entouré par la trompe.

L'utérus est complètement immobile.

Au spéculum on trouve le col assez gros, exulcéré, mais l'ulcération très superficielle, à bords diffus, entourant l'orifice ne se
distingue en rien des ulcérations simples et banales.

Vin de quinquina. Julep diacodé. Cautérisation du col à la teinture
d'iode. Injections. Repos au lit.

23 juillet. L'état général s'est notablement aggravé. Anorexie.
Vomissements fréquents dans les quintes de toux. Points névral-
giques multiples sur le trajet des nerfs intercostaux. Très grande
faiblesse. Diarrhée continuelle.

A l'auscultation, les signes cavitaires se sont étendus à droite,
et à gauche ont remplacé le souffle tubaire.

Douleurs très violentes dans le bas-ventre avec exacerbation
lancinantes par instants.

5 août. Les douleurs abdominales deviennent de plus en plus violentes et ne laissent plus aucun repos à la malade; elles s'irradient vers le trajet des cuisses et vers l'ombilic.

Au palper on ne sent pas de tumeur proprement dite, mais des deux côtés et au-dessus du pubis, on trouve comme un plan résistant.

Le toucher très douloureux ne révèle pas non plus d'autres tumeurs que les paquets tubo-ovariens faciles à atteindre surtout à droite et très douloureux.

Le vagin est chaud. Pas de battements tout autour du col, les culs-de-sac ont perdu leur souplesse, l'utérus est enclavé.

Diarrhée continuelle, colliquative. Vomissements très fréquents.

Lavements laudanisés. Cataplasmes laudanisés.

Les signes cavitaires s'étendent tous les jours aux deux sommets, cependant la malade tousse moins.

8 août. Les douleurs abdominales sont devenues intolérables et nous forcent à faire chaque jour, une injection de morphine. Cependant le toucher n'indique rien de plus que les petites tumeurs que l'on sent dans les deux culs-de-sac latéraux de chaque côté de l'utérus.

Mort le 9 août.

Autopsie. Très grandes cavités aux 2 sommets surtout à droite. Infiltration grise de tout le poumon droit et de la moitié supérieure du gauche. Adhérences pleurales aux 2 sommets. Foie gras, volumineux. Rien d'anormal dans l'œsophage ni le pharynx. Petite ulcération arrondie à bords taillés à pic dans l'ampoule rectale.

Un peu de liquide citrin dans le petit bassin.

De nombreuses néo-membranes cloisonnent le cul-de-sac recto-utérin et s'étendent de l'utérus au rectum et surtout aux annexes. Celles-ci se trouvent transformées en deux paquets formés de chaque côté par l'ovaire et la trompe et appliqués contre les bords de l'utérus et la face postérieure du ligament large.

Les deux trompes se terminent par des culs-de-sac résultant de l'adhésion des franges entre elles. Elles sont repliées en bas et en dedans et cachent les ovaires, entourés du reste de toute part par des néo-membranes. Celles qui cachent l'ovaire gauche paraissent plus anciennes et sont tellement épaisses qu'elles paraissent continuer le péritoine; ce n'est que par la dissection qu'on retrouve l'ovaire au-dessous d'elles.

Le calibre de la *trompe droite* est \dilaté dans sa partie externe. Les parois et la muqueuse sont saines.

La trompe gauche est oblitérée à l'union de son tiers moyen et de son tiers externe qui est au contraire dilaté et forme cul-de-sac.

La muqueuse est épaissie et ne présente pas d'ulcération.

L'*ovaire droit* gros comme une grosse amande, présente une surface inégale sillonnée de cicatrices dans sa partie interne.

La moitié externe est lisse, d'un blanc mat, comme entourée d'une coque fibreuse. A la coupe on trouve 3 follicules en voie de régression; l'un d'eux gros comme un pois présente une cavité tapissée par une membrane jaune d'ocre (il y a plus de six mois que cette femme n'avait été réglée).

L'*ovaire gauche* est, d'un tiers environ, moins volumineux; il semble étouffé par la coque fibreuse qui l'étreint et le cache. Son parenchyme est plus dense. On y trouve un petit corps jaune gros comme un grain de mil.

L'utérus est assez volumineux, longueur = 0,065 au cathétérisme; largeur, après la coupe = 0,04 centimètres.

La muqueuse utérine est lisse et saine. Les parois notablement épaissies ont 1 cent. 1/2 à la partie moyenne, et plus vers le fond.

Le col rouge un peu inégal, présente les traces de l'ulcération diffuse qui avait été constatée pendant la vie. On y voit des orifices assez larges et quelques follicules saillants contenant un liquide gélatineux clair.

Rien d'anormal dans le vagin, la vessie et l'urèthre ni dans le tissu cellulaire des ligaments larges.

III. La tuberculose peut envahir des organes génitaux sains jusqu'alors. Quelques-unes dé nos observations se rapportent en effet à des femmes qui n'ont jamais eu ni grossesses, ni fausses-couches, ni affections utérines.

Une des observations d'Aran (leçons cliniques, p. 710) et d'autres de M. Raynaud (Société anatomique, 1863), de MM. Boivin,(citée par Brouardel,p. 78), de Catuffe (Société anatomique, 1876), de Letulle (observation II), ont trait à des jeunes filles vierges.

Enfin Talamon (loc. cit.) a pu réunir 12 cas auxquels nous en ajouterons 4 de MM. Parrot (Société anatomique, 1873), Quinquaud et Damaschino, de tuberculose génitale chez des petites filles qui n'avaient évidemment jamais eu d'affections utérines.

OBSERVATION II.

Tuberculose pulmonaire. Lésions tuberculeuses de l'utérus et des trompes. Péritonite chronique simple (1).

V..., (Jeanne), 20 ans, était entrée dans le service du Dr Constantin Paul, à l'hôpital Saint-Antoine, pour une tuberculose pulmonaire arrivée à la période cavitaire. Depuis quatre mois ses règles se sont arrêtées, mais elle n'a jamais ressenti dans aucune partie de l'abdomen la plus légère douleur. Elle est malade depuis un an. Les forces de la malade s'épuisent rapidement, l'amaigrissement devient extrême; les cavernes se multiplient dans la moitié supérieure des poumons. Au bout d'un mois de séjour à l'hôpital, arrivée au terme d'une cachexie profonde, V... meurt le 10 juin.

A l'*autopsie* les poumons sont creusés de cavernes nombreuses entourées d'îlots de tubercules plus ou moins confluents. L'abdomen présente des lésions intéressantes dont les plus remarquables sont les suivantes; la cavité péritonéale dans toute son étendue est cloisonnée par des adhérences anciennes, très solides, lamelleuses, manifestement vasculaires sur un grand nombre de

(1) Letulle. Soc. anat., séance du 14 juin 1868.

points. C'est surtout autour du foie, de la rate, et au milieu des anses intestinales que ces adhérences péritonéales sont les plus solides; on laisse même une certaine quantité de parenchyme hépatique adhérent aux néo-membranes sous-diaphragmatiques.

La cavité pelvienne est presque libre d'adhérences, sauf au pourtour des deux ovaires et de l'extrémité libre des trompes qui sont accolées aux parois pelviennes dans le voisinage du détroit supérieur. Il est important de noter ici qu'il n'existe aucun tubercule dans le péritoine non plus que dans les néo-membranes, sauf en un point : on trouve dans l'épaisseur du méso-cæcum deux granulations tuberculeuses grises, grosses comme une tête d'épingle. Cette intégrité de la séreuse péritonéale au point de vue de la tuberculose était d'autant plus curieuse que nous découvrions en même temps des altérations tuberculeuses très avancées de l'utérus et des trompes.

La trompe droite est épaisse et dure; mais ayant conservé sa forme, elle rappelle absolument comme aspect et comme consistance un canal déférent, envahi par l'infiltration tuberculeuse diffuse. Le canal de la trompe est ouvert jusqu'au bord de l'utérus et l'on remarque que la muqueuse paraît saine, mais que la paroi est transformée en un tube rigide d'un gris blanchâtre, les tissus qui constituent le canal ne sont nullement ramollis.

La trompe gauche au contraire, offre un aspect bien différent. Elle est déformée par deux bosselures jaunâtres, arrondies, lisses, du volume d'une petite noisette, manifestement fluctuantes. En effet, à l'incision du canal, on voit le contenu des deux tumeurs s'échapper sous forme d'un liquide purulent très épais, jaune blanchâtre, grumeleux.

Ces deux abcès tuberculeux vidés, on aperçoit leurs parois qui sont extrêmement minces, formées en grande partie par le péritoine. Il est bon de remarquer qu'il n'existe pas d'adhérences péritonéales au niveau des deux trompes.

L'utérus était encore plus altéré. Au niveau de l'angle supérieur et gauche, au point même d'abouchement de la trompe dans le corps utérin, on aperçoit une énorme tumeur, atteignant le volume d'une grosse noix. Cette tumeur recouverte encore par une certaine épaisseur de fibres utérines est arrondie, très lisse, largement fluctuante. Cet abcès caséeux de l'utérus ne communique aucune-

ment, en apparence du moins, avec la trompe, non plus qu'avec la
cavité utérine. En effet, après ouverture de cette cavité, on ne peut
par des pressions énergiques faire sourdre le pus contenu dans
l'abcès. La cavité utérine est profondément atteinte. La plus
grande étendue de la muqueuse du corps utérin a disparu, détruite par une ulcération grisâtre superficielle, déchiquetée
sur son bord qui s'arrête assez exactement au niveau de l'union du
corps avec le col. Cette ulcération de profondeur inégale suivant
les points, est recouverte par un muco-pus jaune verdâtre visqueux,
très cohérent, dans lequel l'examen microscopique ne fait reconnaître qu'un grand nombre de leucocytes granuleux accumulés
souvent en amas épais et quelques hématies.

Le col est arrondi, petit; l'orifice inférieur est très petit, rond,
mais une érosion très superficielle rosée, granuleuse, large de
3 millimètres environ, le borde inférieurement.

La muqueuse vaginale est intacte, l'hymen imperforé; les ovaires
sont sains. Quelques granulations tuberculeuses dans les deux
reins.

Observation III.

Tuberculose pulmonaire et méningée. Pelvipéritonite purulente.
Tubercules des trompes, des ovaires et de l'utérus(1).

E... (Marie), âgée de 6 ans, entre, le 17 avril 1878, à l'hôpital
Sainte-Eugénie, dans le service de M. Triboulet, avec les symptômes d'une méningite tuberculeuse à la deuxième période. On constatait en même temps les signes d'une induration pulmonaire des
deux sommets, matité et expiration soufflante dans les deux fosses
sus-épineuses. Aucun phénomène n'attirait l'attention du côté du
bas-ventre. L'abdomen était plat, excavé, flasque à la palpation
comme il est de règle dans la méningite tuberculeuse; il était en
outre un peu douloureux à la pression, mais à peu près également
en quelque point qu'on appuyât. L'enfant était constipée, n'allait
que par lavements. Elle n'avait eu que deux vomissements, l'un la

(1) Talamon. Pelvipéritonite tuberculeuse. In Annales de Gynécologie, 1878, p. 419.

veille, l'autre l'avant veille. Le pouls était lent, à 62 pulsations,
avec des irrégularités très marquées; le thermomètre ne marquait
que 37,2 dans le rectum. Il n'y avait en un mot rien dans l'état
actuel qui pût faire soupçonner quelque altération du péritoine.
Les renseignements fournis par la mère nous apprenaient cependant que l'enfant avait été soignée, quatre mois auparavant, pour
une maladie que le médecin avait regardée comme une inflammation de la vessie. Les symptômes qu'elle donnait de cette maladie
étaient d'ailleurs très vagues, de la fièvre à redoublement vespé-
ral, des douleurs dans le ventre, des alternatives de diarrhée et de
constipation, un amaigrissement et un dépérissement progressifs
depuis cette époque : toutes choses qui pouvaient être justement
rapportées à l'évolution de la tuberculose. Les tubercules abdominaux avaient dû présenter pourtant quelque chose de spécial,
puisqu'ils avaient paru au médecin pouvoir être attribués à une
inflammation de la vessie, mais sur ce point les renseignements
précis font défaut.

Quoi qu'il en soit, au moment où l'enfant entra dans le service,
la lésion méningée attirait seule l'attention et dominait la situation
La méningite évolua d'ailleurs très rapidement et d'une manière
classique.

Au bout de six jours, l'enfant fut prise de convulsions généralisées qui durèrent sept à huit heures, et mourut le lendemain matin
dans le coma.

Autopsie faite 24 heures après la mort.

Méningite tuberculeuse. Adhérences pleurales. Induration et
petite caverne au sommet du poumon droit. Ulcérations intestinales.

Le péritoine abdominal est sain. On n'y voit ni exsudat ni tubercules; les anses intestinales sont libres. C'est en arrivant seulement
au niveau du détroit supérieur qu'on constate l'existence d'adhérences celluleuses qui réunissent une anse du petit intestin à l'S iliaque et à la vessie. Ces adhérences, peu résistantes d'ailleurs, étant
dissociées avec le doigt, on tombe sur une poche remplie de matière
purulente et formée par le cul-de-sac recto-utérin dilaté. Cette
poche est en effet limitée en arrière par le rectum, en avant par la
vessie et par l'utérus, latéralement par les parois de l'excavation
pelvienne, en haut par l'S iliaque et l'anse intestinale formant cou-

vercle. Le péritoine sur tous ces organes est fortement épaissi, de coloration noiràtre, tapissé d'exsudats épais de consistance et d'apparence caséeuse. Le contenu de la poche est un liquide purulent, épais, en quantité assez notable, deux cuillerées à bouche à peu près.

Il n'existe aucune perforation, soit de l'anse intestinale adhérente à la partie supérieure, soit de l'S iliaque ou du rectum, qui puisse expliquer cette péritonite limitée. C'est donc du côté des organes génitaux qu'il faut en chercher la cause.

L'appareil utéro-ovarien présente en effet des lésions remarquables. Disons tout d'abord que la vessie est absolument saine, et ne contient qu'une certaine quantité d'urine ictérique. L'utérus, triplé ou quadruplé de volume, fait saillie dans le petit bassin sous forme d'une poche arrondie, fluctuante, à parois minces, du volume d'une grosse noix. L'orifice cervical est oblitéré, car en pressant sur les parois de la poche on ne fait point écouler le liquide qu'elle renferme.

L'utérus incisé, on constate que cette poche est formée par la cavité dilatée, non seulement du corps, mais de la majeure partie du col utérin, qui n'est plus représenté que par un petit tubercule, épais à peine de 2 à 3 millimètres. Le contenu est un liquide d'un vert clair, fluide, visqueux, semblable à du muco-pus; il n'y a pas de matière caséeuse sur les parois de l'utérus.

La muqueuse est d'un gris pâle, et ne présente ni ulcération, ni apparence de granulation, tuberculeuse où autre, à l'œil nu.

Les *trompes* sont oblitérées.

Les deux *ovaires* sont entourés d'exsudats caséeux épais. Ces exsudats enlevés, ils apparaissent indurés, bosselés, gros comme les ovaires d'une jeune fille adulte; à la coupe, ils sont entièrement transformés en matière caséeuse jaunâtre.

Examen microscopique fait par M. A. Doléris. — « La surface externe des ovaires présente trois petits nodules miliaires, dont un pédiculé, constitués par du tissu conjonctif sans caractéristique. A la coupe, noyaux caséeux caractérisés par un processus tuberculeux avancé; en plusieurs points, cavités kystiques arrondies, à parois conjonctives, remplies de matière colloïde.

« La partie des trompes connexe à l'ovaire présente une dégénération tuberculeuse de la muqueuse sur une longueur de 4 à 5 millimètres; elle est épaissie par une infiltration embryonnaire de toutes les tuniques, tandis que la portion voisine de l'utérus a conservé sa structure normale, sauf un degré de congestion assez marqué.

« L'utérus est sain; on doit cependant signaler vers le col un épaississement notable des parois vasculaires.

« Les fausses membranes qui recouvrent le péritoine pelvien sont constituées par des néo-formations tuberculeuses caséifiées.

IV° La tuberculose génitale peut être primitive, M. Brouardel a trouvé dans la science six cas en désaccord avec la loi de Louis. Nous y ajouterons le cas suivant tiré du traité de M. Courty.

Le fait, quoique très rare, est donc suffisamment établ..

OBSERVATION IV.

Tuberculisation primitive des trompes, des ovaires et de l'utérus (1).

Noélie, âgée de 23 ans, fille de l'Hôpital, taille un peu au dessous de la moyenne, constitution très délicate, maigre, cheveux blonds, peau fine et transparente, tempérament lymphatique, n'a pas présenté dans son jeune âge de manifestation de la diathèse scrofuleuse. A 12 ans, de retour de la montagne, elle se plaignait de coliques violentes, si souvent qu'on l'accusait de les simuler. A 16 ans, après beaucoup de douleurs hypogastriques, elle eut un premier écoulement menstruel très peu abondant. Depuis lors les douleurs revinrent périodiquement et, malgré tous les moyens mis en usage, les règles ne parurent que trois ou quatre fois à de longs intervalles. A 19 ans, suppression complète des règles, mais persistance des douleurs, plus vives au commencement du mois. Placée comme domestique, à diverses reprises, elle dut revenir à l'hôpital, après un séjour plus ou moins long au dehors. Les dou-

(1) Courty, p. 987, 2ᵉ édit. Traité pratique des maladies de l'utérus.

leurs de plus en plus vives amenaient, paraît-il, des crises nerveuses pendant lesquelles la malade restait presque sans connaissance pendant des heures entières. En même temps le ventre devint volumineux et, vers le mois de juin 1864, malgré les dénégations les plus formelles de la malade, on crut à la possibilité d'une grossesse.

Noélie fut renvoyée pendant quelques mois à la montagne : elle en revint bientôt plus fatiguée.

A cette époque, décembre 1864, on constata quelques craquements secs au sommet des deux poumons, de la matité avec absence de murmure vésiculaire à la base de la poitrine, surtout à droite ; une tumeur abdominale très douloureuse à la pression, siégeant surtout à la région iliaque droite et s'accompagnant d'une distension à peu près uniforme de tout l'abdomen. Perte d'appétit, selles régulières, fatigue très grande, douleurs vives au moindre mouvement, pas de fièvre.

Traitement. — Vésicatoire à la base du thorax à droite. Tisane de chiendent nitré, sirop d'iodure de fer, frictions iodurées sur l'abdomen.

Sous l'influence de ces moyens, une légère amélioration se produisit dans l'état de la poitrine ; mais il y eut persistance de la tumeur abdominale et continuation des douleurs toujours très intenses sur ce point. Cette tumeur, donnant un son mat à la percussion, occupait toute la fosse iliaque droite, le reste de l'abdomen était météorisé ; pas de sensation de fluctuation. Par le toucher vaginal, on constata l'existence d'une tumeur soulevant la partie latérale droite du sinus utéro-vaginal, paraissant refoulée en bas par une pression exercée sur la fosse iliaque, et se continuant avec une autre tumeur rénitente, présentant parfois des apparences de fluctuation et bombant un peu dans le cul-de-sac vagino-utérin postérieur. Cette double tumeur était à peu près complètement immobile, quoique paraissant séparée par un sillon du corps de l'utérus, peu mobile lui-même. Au niveau de l'ombilic, le ventre mesurait 0,68; plus bas, au dessus du pubis, 0,74. La palpation n'était douloureuse qu'au niveau de la fosse iliaque. Il y avait un peu de constipation et surtout du dégoût pour les aliments. Jamais les selles n'ont rien offert de particulier.

Le 20 décembre 1865, après quelques jours d'indisposition légère et d'augmentation du dégoût pour les aliments, Noélie fut prise brusquement de vomissements bilieux, avec frisson violent, quoique la peau fût chaude et sèche. En même temps la face devint grippée, le pouls fréquent et petit, le ventre très douloureux.

Malgré tous les moyens rationnels usités contre la péritonite, cet état alla s'aggravant d'heure en heure, et la mort survint le cinquième jour, avec tous les symptômes d'une péritonite aiguë que rien ne put enrayer, et sans aucun délire.

Nécropsie, pratiquée 28 heures après la mort.

Poitrine. Adhérences pleurales très étendues, à droite surtout. Tubercules crus, disséminés, isolés, peu nombreux au sommet des deux poumons. Engouement peu marqué, sans tubercules à la base.

Abdomen. Pus dans la cavité péritonéale ; séreuse de couleur très foncée, noirâtre. Masse intestinale fortement injectée, tapissée de fausses membranes de plusieurs millimètres d'épaisseur, unissant les anses entre elles par des adhérences difficiles à détruire. Mésentère infiltré de matière graisseuse et plastique ayant une épaisseur de près de 0,02c. Engorgement tuberculeux des ganglions mésentériques. Quelques tubercules crus sous-péritonéaux en divers points de l'intestin grêle.

Dans la fosse iliaque droite, tumeur irrégulière, volumineuse. Le cæcum en forme une portion, il est uni aux parties voisines par des adhérences excessivement intimes, dans lesquelles on reconnaît des exsudations anciennes de matière plastique infiltrée de pus.

Dans cette tumeur, fixée d'une manière immobile aux parties molles de la fosse iliaque, sont contenus et cachés : l'ovaire, la trompe et le ligament rond du côté droit. De nombreuses brides pseudo-membraneuses épaisses et du pus contenu dans les aréoles formées par leur entre-croisement, prolongent la tumeur dans la cavité pelvienne jusque sur les côtés droit et postérieur de l'utérus, où elle avait paru bilobée au toucher. La trompe et l'ovaire sont surtout englobés dans la tumeur, une dissection minutieuse permet de les en séparer, mais non pas sans ouvrir le cæcum, surtout lorsqu'on pousse trop loin les recherches. Les parois du gros intestin sont très épaisses ; la texture n'en est pas reconnaissable ; la muqueuse boursouflée, ramollie, est ulcérée sur quelques points, sans présenter de traces de tubercules. La trompe, à parois épaissies, renferme à la fois dans les interstices de son tissu et à la surface de sa muqueuse, une matière tuberculeuse, dure et granuleuse dans l'épaisseur du tissu ou au dessous de la muqueuse, ramollie en certains points, offrant presque partout une consistance analogue à celle du mastic de vitrier. L'ovaire, de forme très allongée, contient aussi la même matière dans sa trame ; on y découvre quelques vésicules de Graaf atrophiées. L'utérus, un peu dévié à droite par les adhérences de ses annexes à la tumeur iléocæcale, est sain, excepté au niveau de l'embouchure des trompes, où se trouvent contenus dans l'épaisseur même de ses parois, des tubercules à divers degrés d'évolution.

Du côté gauche, la trompe et l'ovaire occupent leur position normale. Ils ne sont pas adhérents aux parties voisines ; mais ils sont le siège des mêmes altérations pathologiques que les annexes du côté droit, seulement ces altérations y sont un peu moins développées. L'ovaire, complètement libre de toute adhérence anormale, à la forme allongée qui le caractérise dans l'enfance, et semble avoir été arrêté dans son évolution ; le grand diamètre transversal mesure 0,55, la hauteur à peine 0,12.

V° Alors même qu'il n'y a pas tuberculisation proprement dite, des organes génitaux, la tuberculose favorise singulièrement l'inflammation du péritoine du petit bassin. C'est un fait qu'il est plus facile d'énoncer que d'expliquer, mais qui s'impose quand on dépouille les recueils d'observations de tuberculeux et quand on fait une série d'autopsies.

On compte les tuberculeuses qui ne présentent aucune lésion du petit bassin, tandis qu'il est moins rare de trouver cette région indemne chez les femmes mortes d'autres affections que la phthisie. Cela a frappé comme nous MM. Brouardel, Bernutz, Goupil, et tous les observateurs.

Nous y reviendrons du reste à propos de la pelvi-péritonite séro-adhésive des tuberculeuses.

FREQUENCE RELATIVE DES DIFFÉRENTES LÉ-SIONS DES ORGANES GÉNITAUX CHEZ LES TUBERCULEUSES.

Le tubercule peut se déposer, soit sous la séreuse du petit bassin, soit dans les parenchymes, soit dans les muqueuses. Ces deux derniers modes de tuberculisation, aujourd'hui bien démontrés, étaient encore mal établis en 1865, et M. Brouardel admettait une première variété, le tubercule en nappe, formé de *masses phymatoïdes* déposées à la surface des muqueuses utérine et tubaire. Nous savons aujourd'hui que ces masses caséeuses proviennent toujours d'une lésion tuberculeuse de la muqueuse ou des parois. Nous sommes même en mesure d'affirmer, contrairement à une opinion généralement accréditée, que la tuberculose de la muqueuse tubaire est beaucoup plus fréquente que la tuberculose péritonéale proprement dite.

Et cependant, il est constant et il ressort de nos observations que les lésions du péritoine sont de beaucoup les plus fréquentes de celles qu'on trouve chez les tuberculeuses. Mais la plupart de ces lésions sont purement inflammatoires, secondaires, soit à l'état général, soit à la tuberculisation locale des ovaires ou des trompes dont elles sont l'expression comme la vaginalite est l'expression des tubercules de l'épidydime et du testicule. Ces orchites tuberculeuses féminines, selon la belle expression de M. Bernutz, ne sont pas toujours, à proprement parler, des pelvi-péritonites tuberculeuses, et s'il est permis de leur conserver ce nom consacré par l'usage, c'est à la condition de ne pas le prendre au pied de la lettre.

Ainsi comprises, les pelvi-péritonites tuberculeuses, quelle que soit du reste leur variété, sont tellement répandues que vouloir les compter ce serait presque compter les tuberculeuses. Aussi est-ce par elles que nous commencerons l'étude des lésions qui nous intéressent.

Les altérations que l'on rencontre le plus souvent ensuite sont celles des trompes, puis celles des ovaires, du corps de l'utérus déjà beaucoup plus rares et enfin du col de l'utérus et du vagin qui sont extrêmement rares.

Sur les 94 (1) observations de tuberculose pelvienne que nous avons pu rencontrer, soit par nous-même, soit dans la littérature médicale, nous avons trouvé :

51 fois des lésions tuberculeuses des trompes.

30 fois des lésions des ovaires.

33 fois des lésions du corps de l'utérus.

4 fois des lésions du col.

10 fois des lésions du vagin.

Beaucoup d'observations offrant à la fois des altérations de plusieurs organes.

Dans chaque organe, les parties atteintes se rangent ainsi par ordre de fréquence :

Les muqueuses, tubaire et utérine.

L'enveloppe séreuse.

Les parois des trompes et les parenchymes ovarien et utérin.

Nous le verrons du reste en étudiant en détail les lésions

(1) 49 sont reproduites dans la thèse de M. Brouardel. On en trouvera 45 dans ce travail. Sur ce nombre, 20 nous sont personnelles (voir le tableau, p.   ).

de chaque organe. Quelques auteurs, principalement M. Cruveilhier, se sont demandé quelle était la marche de la tuberculose dans les organes génitaux, les uns supposent que la tuberculisation va du péritoine et de l'ovaire vers l'utérus, absorbée comme l'ovule ; les autres (Fœrster) admettent qu'elle se propage de la trompe vers l'ovaire et le péritoine. Eclairés aujourd'hui par l'étude de la tuberculose en général, nous savons que les lésions tuberculeuses n'ont pas besoin pour s'étendre de gagner de proche en proche, et nous n'insisterons pas sur cette discussion au moins inutile.

Nombre des observations	Nos d'ordre	NOMS des AUTEURS	Pelvipéritonite Adhésive	Pelvipéritonite Purulente	Pelvipéritonite Tuberculeuse	Tuberculose des trompes	Tuberculose des ovaires	Tuberculose de l'utérus	Tuberculose du col	Tuberculose du vagin
1	I	Vermeil.	1	»	»	1	»	»	»	»
2	II	Letulle.	»	»	»	»	»	1	»	»
3	III	Talamon.	»	1	»	1	1	1	»	»
4	IV	Courty.	»	1	»	1	1	1	»	»
5	V	Damaschino (In Giraud).	»	»	1	1	»	»	»	»
6	VI	Vermeil.	1	»	1	»	»	»	»	»
7	VII	Vermeil.	1	»	1	»	»	»	»	»
8	VIII	Vermeil.	1	»	1	1 (mu-queuse)	»	»	»	»
9	IX	Chauffard.	»	»	1 (tub. dans les f. mem.)	1	»	»	»	»
10	X	Vermeil.	1	»	1	»	»	»	»	»
11	XI	Malasse (In Giraud).	»	»	1	1	»	»	»	»
12	XII	Quinquaud (In Giraud).	1	»	1	»	»	»	»	»
13	XIII	Vermeil.	1	»	»	»	»	»	»	»
14	XIV	Vermeil.	1	»	»	»	»	»	»	»
15	XV	Vermeil.	1	»	»	»	»	»	»	»
16	XVI	Vermeil.	1	»	»	»	»	»	»	»
17	XVII	Vermeil.	1	»	»	»	»	»	»	»
18	XVIII	Vermeil.	1	»	»	»	»	»	»	»
19	XIX	Vermeil.	1	»	»	»	»	»	»	»
20	XX	Vermeil.	1	»	»	»	»	»	»	»
21	XXI	Reverdien.	1	»	»	1	»	»	»	»
22	XXII	Vermeil.	»	1	»	1	1	»	»	»
23	XXIII	Terrillon (In Giraud).	»	1	»	1	1	»	»	»
24	XXIV	Vermeil.	1	»	»	1	»	»	»	»
25	XXV	Vermeil.	»	»	»	1	»	»	»	»
26	XXVI	Vermeil.	1	»	»	1	»	»	»	»
27	XXVII	Vermeil.	1	»	»	1	»	1	»	»
28	XXVIII	Emery.	»	»	»	1	»	1	»	»
29	XXIX	Seuvre.	»	1	»	1	»	»	»	»
30	XXX	Malassez.	»	»	»	1	1	»	»	»
31	XXXI	Leroy.	»	1	»	»	1	»	»	»
32	XXXII	Lepine.	»	»	»	1	»	»	»	»
33	XXXIII	De Sinéty.	»	»	»	1	»	»	»	»
34	XXXIV	Vermeil.	»	1 (Perf. du rectum)	»	»	»	1 (mu-queuse)	»	»
35	XXXV	Parrot (In Giraud).	»	»	»	1	»	1	»	Vessie.
36	XXXVI	Quinquaud (In Giraud).	»	»	»	»	»	1 (mu-queuse)	»	»
37	XXXVII	Debove.	»	»	»	1	»	1	»	»
38	XXXVIII	Courty.	»	»	»	»	»	1	»	»
39	XXXIX	Courty.	»	»	»	1	»	1	»	»
40	XL	Sabine.	»	»	»	1	»	»	»	»
41	XLI	Vermeil.	»	»	»	»	»	»	1	»
42	XLII	Cornil.	1	»	»	»	»	»	1	1
43	XLIII	Cornil et Rigal.	»	»	»	»	»	»	1	1
44	XLIV	Holmes Coote (B.).	»	»	1	»	»	1	1	»
45	XLV	Labbé (Charles).	»	»	1	»	»	»	»	1
46	Thèse	Cruveilhier.	1	»	1	1	»	1	»	»
47	de	Crocq.	»	»	»	1	»	»	»	»
48	Brouardel	Bianco-Guiseppe.	»	»	»	1	»	»	»	»
Totaux			20	7	11	26	6	13	4	3

Nombre des observations.	Nos d'ordre.	NOMS des AUTEURS.	PELVIPÉRITONITE			Tuberculose des trompes.	Tuberculose des ovaires.	Tuberculose de l'utérus.	Tuberculose du col.	Tuberculose du vagin.
			Adhérive.	Purulente.	Tuberculeuse					
		Report................	20	7	11	20	6	13	4	3
49	Thèse	Namias.	»	»	»	1	»	1	»	»
50	de	Raynaud.	»	»	1	1	1	1	»	»
51	Brouardel	Cornil.	»	1	1	1	»	1	»	»
52	Id.	Crocq.	»	»	»	1	1	1	»	»
53	Id.	Senn.	»	»	»	1	1	1	»	»
54	Id.	Senn.	»	»	»	»	»	1	»	»
55	Id.	Namias.	»	»	»	»	1	1	»	»
56	Id.	Viallet.	»	»	1	1	»	1	»	»
57	Id.	Giovanni Gazzo.	»	»	»	»	»	1 ?	»	»
58	Id.	Pelvet.	1 étrang. rectal.	»	»	1	»	»	»	»
59	Id.	Pelvet.	1	»	1	1	»	1	»	»
60	Id.	Négrié.	1	»	»	1	1	»	»	»
61	Id.	Boivin.	»	»	1	»	»	»	»	»
62	Id.	Siredey.	1	»	1	1	»	1 ?	»	»
63	Id.	Cruveilhier.	1	»	»	1	1	1	»	»
64	Id.	Namias.	»	»	»	»	»	1	»	»
65	Id.	Namias.	»	»	»	»	1	»	»	»
66	Id.	Aran.	1	»	»	1	1	»	»	»
67	Id.	Boivin.	»	»	»	1	1	»	»	»
68	Id.	Boivin.	1	»	»	»	1	»	»	»
69	Id.	Pillaud.	»	»	»	»	1	»	»	»
70	Ip.	Raynaud.	»	1	»	»	1	»	»	»
71	Id.	Pelvet.	»	»	»	1	1 Ouverture dans le rectum	»	»	»
72	Id.	Pelvet.	»	1	»	1	1	»	»	»
73	Id.	Godard.	»	»	»	1	1	»	»	»
74	Id.	Pegot.	»	»	»	1	»	»	»	»
75	Id.	Boucher de la Villejossy.	»	»	1	1	»	»	»	»
76	Id.	Aran.	1	1	»	1	1	1	»	»
77	Id.	Aran.	»	1 (Kyste ouvert dans le rect.)	»	1	1	»	»	»
78	Id.	Raynaud.	1	»	»	1	1	»	»	1
79	Id.	Namias.	»	»	»	»	»	»	»	1
80	Id.	Virchow.	»	»	»	»	»	»	»	»
81	Id.	Tirman.	1	»	»	1	1	»	»	»
82	Id.	Hardy.	»	»	»	»	»	1	»	»
83	Id.	Siredey.	»	1	»	1	»	»	»	»
84	Id.	Piedvache.	1	»	1	»	1	»	»	»
85	Id.	Aran.	1	»	»	»	»	»	»	»
86	Id.	Namias.	»	»	»	»	1	»	»	»
87	Id.	Tyler Smith.	»	1	»	»	1	1	»	»
88	Id.	Tombinson.	»	»	»	»	1	1	»	»
89	Id.	Bernutz et Goupil.	1	»	»	»	1	»	»	»
90		Lebert.	»	»	»	»	»	1	»	»
91		Rilliet et Barthez.	»	»	»	»	»	1	»	»
92	Soc. anat.	Hérard.	»	»	»	1	»	1	»	»
93		Hutchinson.	»	»	»	1	»	»	»	»
94		Fletcher Beach.	»	»	»	»	1	»	»	»
		Divers.	»	»	»	»	»	»	»	4
		Totaux................	33	14	19	51	30	34	4	10

PELVIPÉRITONITES TUBERCULEUSES.

Le péritoine est le véritable réactif de l'état pathologique des organes génitaux, dit M. Brouardel, exprimant ainsi d'une façon pittoresque, l'idée que M. Bernutz résumait en un seul mot, quand il appelait orchites féminines, les pelvipéritonites.

En rappelant cette comparaison avec les maladies correspondantes de l'homme, M. Brouardel insiste sur la différence qui résulte de l'inégalité d'étendue des deux séreuses. A l'état pathologique et surtout dans la tuberculose, cette différence ne nous semble pas aussi accusée que le dit le savant professeur. Si le petit bassin communique largement avec le péritoine, il s'en isole aussi avec une facilité étonnante toutes les fois que le point de départ de l'inflammation séreuse est un des organes qu'il contient ; et il est remarquable de voir combien la péritonite, dans ce cas, respecte la barrière du détroit supérieur. Il semble réellement qu'il y ait là deux séreuses, ayant des maladies communes et leurs maladies propres. La tuberculose miliaire du péritoine est commune aux deux parties et ne semble pas avoir de préférence pour le petit bassin, elle n'y est pas plus commune que dans le reste de l'abdomen.

Mais dans les pelvipéritonites symptomatiques de lésions tuberculeuses des organes génitaux, l'inflammation reste presque toujours circonscrite, et dans les formes purulentes même, l'enkystement est la règle.

Nous ne décrirons ici que les inflammations circonscri-
tes, les pelvipéritonites des tuberculeuses.

Nous nous sommes déjà expliqué sur le sens que nous
donnons au mot pelvipéritonite tuberculeuse, nous avons
dit que pour nous il n'est pas synonyme de tuberculose
péritonéale du petit bassin, qui est une variété ; nous avons
signalé ce fait que des pelvipéritonites, qui nous semblent
dérivées de la tuberculose, peuvent exister sans qu'il y ait
de tubercules dans le petit bassin. Ceci bien établi, **nous**
pouvons dire, ce qui va paraître contraire aux idées généralement reçues, que des trois variétés de pelvipéritonites
que nous décrirons, la plus rare est celle qui correspond à
la tuberculose péritonéale.

On a observé en effet trois formes de pelvipéritonite **chez**
les tuberculeuses.

1° La tuberculose miliaire pelvipéritonéale ;
2° La pelvipéritonite séro-adhésive ;
3° La pelvipéritonite purulente.

La distinction anatomique entre les deux dernières formes n'est peut-être pas tout à fait aussi tranchée que nous
l'établissons là, et on peut observer tous les intermédiaires ;
mais le tableau clinique est assez différent dans les deux
cas pour que nous croyions avantageux de les étudier séparément.

C'est aussi leur cachet clinique spécial qui nous a empê-
ché d'appeler avec les auteurs la première forme, pelvipéritonite chronique, et la seconde pelvipéritonite aiguë, les
deux formes étant sujettes à des alternatives dans l'intensité du processus inflammatoire, et la seconde pouvant
chez certaines tuberculeuses rester latente jusqu'à la
fin.

I. — *Tuberculose miliaire pelvipéritonéale.* — Comme nous venons de le dire, la tuberculose miliaire limitée au petit bassin est plus rare qu'on ne le croit généralement. On en aura la preuve en lisant nos observations et celles que nous citons. Le plus souvent elle coïncide avec l'une des deux autres formes (voir obs. VI, VII, VIII et IX), le l'on trouve alors souvent des granulations dans les fausses membranes. Nous ne chercherons pas à la décrire, ce serait empiéter sur les deux chapitres suivants, la présence de granulations n'ajoutant rien de spécial aux autres lésions, ni à leurs symptômes. Elle peut cependant exister seule comme le démontre l'observation suivante.

OBSERVATION V.

Pelvipéritonite tuberculeuse miliaire (1).

Chez une petite fille de 2 ans, morte de tuberculisation aiguë, avec prédominance des symptômes thoraciques, l'autopsie fit constater l'existence de granulations grises, généralisées à la surface des séreuses encéphalique, thoracique et abdominale. Il existait en outre de nombreux tubercules miliaires des poumons, des reins, de la rate et une tuberculisation des organes génitaux internes.

A la surface de l'utérus on trouvait de nombreuses granulations grises, très superficielles, évidemment développées aux dépens du péritoine et offrant la même structure que les autres granulations des séreuses.

La lésion la plus intéressante consistait dans l'altération *des trompes utérines,* qui se montraient sous forme d'un tuyau volumineux, mesurant 1/2 à 1 *cent. de diamètre, et contourné en forme d'*S *sur les côtés et en arrière de l'utérus :* à leur surface, on trouvait également quelques *granulations grises,* mais en petit nom-

____

(1) Damaschino. In thèse Giraud, 1868, p. 72.

bre, sauf vers le pavillon, où elles étaient très confluentes. Une section transversale de la trompe permit de s'assurer que le volume considérable de l'organe était produit par l'accumulation, dans sa cavité si fortement dilatée, d'une masse jaunâtre très épaisse, de a consistance du miel et d'aspect uniforme. Cette masse ressemblait beaucoup à du pus très concret ; l'examen microscopique fit voir qu'elle était uniquement formée par des cellules épithéliales, cylindriques, distendues par d'abondantes granulations graisseuses qui cachaient en partie les noyaux : il n'y avait pas de leucocytes.

Cette tuberculisation des organes génitaux n'avait déterminé aucune lésion de voisinage ; l'utérus, ainsi que les trompes, était parfaitement libre et n'offrait *aucune adhérence anormale* à l'inverse des anses intestinales qui, pour la plupart, étaient agglutinées par des fausses membranes molles et récentes.

OBSERVATION VI (personnelle).

Tuberculose. Pelvi-péritonite séro-adhésive. Granulations péritonéales.

Colon (Maria), 24 ans, chapelière, entrée le 9 décembre 1879, salle du Rosaire, lit nº 31 (service de M. Gallard).

Père mort tuberculeux.

Un frère mort de la poitrine à 11 ans 1/2.

Gourmes jusqu'à 15 ans ; pas d'adénites, pas de conjonctivites.

Réglée à 13 ans ; les règles viennent régulièrement jusqu'au moment de la couche. Pas de leucorrhée. Pas de battements de cœur ; le teint était rouge, la malade était grasse, vigoureuse.

A 18 ans, elle devint enceinte ; la grossesse se passa bien jusqu'à 7 mois 1/2. A cette époque, une chute détermina l'avortement ; elle souffrit alors beaucoup du ventre. Une grande perte détermina une anémie profonde. Depuis elle a toujours eu des pertes blanches, des douleurs dans le ventre, des palpitations. Six semaines après la fausse couche, la malade eut son retour de couches, et depuis elle a toujours été réglée régulièrement jusqu'à il y a dix mois. Depuis cette époque, elle n'a plus revu ses règles qui ont été remplacées par une leucorrhée abondante.

Depuis sept ou huit mois, toux fréquente, hémoptysies, expectoration verdâtre, grand amaigrissement, diarrhée, vomissements, sueurs nocturnes, etc.

La faiblesse augmentant de plus en plus, la malade entre à l'hôpital le 24 décembre 1879.

Etat actuel. — 15 janvier 1880. Pâleur et maigreur extrême ; la malade peut à peine s'asseoir sur son lit. Elle se plaint de douleurs vagues dans toute la poitrine. Beaucoup de ces points douloureux sont exaspérés par la pression. Œdème des pieds et des grandes lèvres. Epistaxis fréquentes.

Appareil pulmonaire. — Toux fréquente. Expectoration verdâtre, nummulaire. Dyspnée au moindre mouvement.

Percussion. — *En arrière, à droite* : Matité absolue au sommet. Sonorité au-dessous.

A gauche : Submatité au sommet seulement.

Auscultation. — *En arrière, à droite* : Dans la fosse sus-épineuse. Souffle tubaire. Craquements secs après la toux seulement.

Dans la fosse sous-épineuse en dedans,—souffle caverneux, gargouillement pendant la toux. Au-dessous, rien d'anormal.

A gauche : Souffle tubaire au sommet, *caverneux*, presque amphorique, à la partie moyenne. Tout autour, au sommet et jusqu'à la base, râles humides, cavernuleux en abondance.

En avant, à droite : Sous la clavicule submatité, souffle tubaire, quelques craquements secs après la toux.

A gauche : Matité presque absolue (pas de bruit de pot fêlé). Souffle amphorique sous l'oreille avec des gargouillements à timbre métallique, même sans faire tousser la malade.

Au cœur : Souffle au premier temps et à la base.

Appareil digestif. — Pas d'appétit. Rares vomissements déterminés par la toux. Diarrhée intermittente.

Depuis quelques jours la malade se plaint de douleurs dans le bas-ventre.

Appareil génital. — Aménorrhée, leucorrhée abondante depuis quelques jours. Œdème des deux grandes lèvres. Au toucher on trouve un col gros, tuméfié, non douloureux. Les culs de sac sont libres et souples.

L'utérus est mobile, mais ses mouvements sont douloureux.

Au spéculum. Col volumineux sans ulcération.

Depuis huit jours, la malade se plaint de douleurs violentes dans l'oreille droite, douleurs exaspérées par la percussion sur l'apophyse mastoïde. Hier, un écoulement purulent s'est brusquement produit par le conduit auditif externe et les douleurs ont diminué. Un peu de surdité de ce côté.

20 janvier. Mêmes signes physiques ; une petite ulcération s'est formée au-dessous de la langue ; à gauche du frein, cette ulcération est large comme la moitié d'une pièce de 0,20 centimes.

La déglutition est gênée. Affaiblissement énorme.

Le 26. Mort à 6 heures du matin.

Autopsie (le 29 janvier). — Au sommet du poumon gauche énorme caverne du volume du poing.

Tout le reste de ce poumon jusqu'à la base est dur et farci de de masses grisâtres en voie de ramollissement. Tout autour d'elles, le tissu pulmonaire est d'un gris ardoisé, dur, imperméable à l'air. Un morceau détaché tombe au fond de l'eau.

A droite. Caverne grosse comme une petite orange au sommet. Tout autour le poumon est beaucoup moins malade qu'à gauche. On trouve des noyaux de tubercules crus disséminés partout, surtout au sommet du lobe inférieur. Ces masses sont assez éloignées les unes des autres, et entre elles, le poumon crépite, est insufflable, surnage ; il est d'un rouge foncé, surtout à la base, et il s'écoule à la coupe une grande quantité de sang spumeux.

Le cœur est petit, flasque ; son tissu est pâle.

Le foie est très volumineux, d'un jaune rosé, cuir de veau ; la coupe graisse le couteau : il est manifestement graisseux.

Rate assez volumineuse. *Reins* sains.

Le petit bassin contient environ 2 litres de liquide citrin limpide. Dans ce liquide on voit flotter des néomembranes qui relient à la paroi postérieure, au rectum et même à l'S iliaque le bord supérieur des deux ligaments larges. Ces membranes forment des sortes de voiles très minces, transparents, mais assez résistants et parfaitement organisés, contenant des arborisations vasculaires visibles à l'œil nu qui se continuent avec celles que l'on voit partout sous le péritoine du petit bassin qui néanmoins est lisse.

Les néo-membranes ont ainsi transformé le cul-de-sac postérieur en une véritable cavité ovoïde ouverte seulement en haut et très obliquement, pour laisser passer le rectum. Cette cavité est cloisonnée en tous sens par les néomembranes.

A droite, la trompe est repliée et appliquée contre la face postérieure du ligament large, au-dessous et en dedans de l'ovaire, à la surface duquel on voit un petit kyste.

A gauche, on ne distingue plus le ligamént large, les néomembranes s'étendant directement de la fin de l'S iliaque au fond de l'utérus, d'une part, à la trompe repliée et â l'ovaire d'autre part, tenant ces deux organes suspendus au-dessus de la corne gauche de l'utérus. Les loges formées par l'entrecroisement de toutes ces fines cloisons ne contiennent que le liquide citrin dont nous avons parlé.

Le vagin ne présente rien de particulier. Le col est assez gros, lisse, sans ulcérations ni cicatrices; il est largement ouvert par une fente ransversale. L'hystéromètre pénètre sans difficulté dans la cavité. La cavité utérine est normale, la muqueuse est saine, le tissu utérin a son épaisseur et son aspect habituels.

En disséquant, on arrive facilement à dégager les trompes et les ovaires des néomembranes qui les recouvrent partout.

Les cavités tubaires sont libres, normales. Un petit kyste transparent est développé aux dépens d'une des franges de la trompe droite. Au-dessous de la *trompe gauche*, sous la séreuse, on trouve de nombreuses granulations grisâtres, caséeuses à la coupe, de la grosseur d'un grain de millet.

Les ovaires ont leurs dimensions habituelles; ils sont couverts de cicatrices.

On trouve dans leur épaisseur des cicatrices de corps jaunes, et trois ou quatre petites poches dont la plus volumineuse, située à la surface de l'ovaire droit, contient un magma caséeux dans lequel le microscope ne peut distinguer aucun élément figuré.

La vessie ne présente rien de particulier.

La muqueuse de l'urèthre est fortement injectée; elle est d'un rouge brun foncé. Pas d'ulcérations.

●

OBSERVATION VII (personnelle).

Phthisie pulmonaire. Pelvipéritonite séro-adhésive. Granulations
péritonéales.

Decoux (Anna), 31 ans, lingère, entrée le 15 avril 1880, salle du
Rosaire, n° 34. Morte le 22 avril. (Service de M. Gallard.)

Mère morte de la poitrine. Personnellement, pas d'antécédents
strumeux.

Rougeole et fluxion de poitrine dans l'enfance. Fièvre typhoïde
à 18 ans.

Réglée à 16 ans, assez régulièrement. Pertes blanches habituelles. Deux grossesses terminées par des accouchements normaux à
terme, sans suites de couches pathologiques.

Cependant depuis la dernière, qui a eu lieu à 27 ans, la malade a
toujours souffert un peu dans le ventre, et la leucorrhée a augmenté. C'est également de la fin de cette grossesse qu'elle a commencé à tousser et à cracher.

Au mois de mars 1877, hémoptysie abondante, et, depuis, aménorrhée. En septembre 1878, nouvelle hémoptysie, moins abondante
que la première, mais se prolongeant pendant une quinzaine de jours.
Depuis cette époque, la malade n'a cessé de maigrir et de s'affai-
blir. Expectoration nummulaire. Diarrhée très abondante. Depuis
le mois de janvier, œdème des deux membres inférieurs. Anorexie.
Souvent vomissements.

15 avril. *Etat actuel.* — Signes cavitaires aux deux sommets,
surtout à gauche ; râles ronflants et sous-crépitants fins dans tout le
reste de la poitrine. Dyspnée. Cyanose. Grand affaissement.

L'œdème des membres inférieurs augmente chaque jour et gagne
l'abdomen.

L'examen des organes génitaux ne révèle rien d'anormal.

Le 19. Très grande anxiété. L'œdème augmente. Cyanose. Muguet dans la bouche et le pharynx.

Le 21. *Mort.*

Autopsie. Grandes cavernes et masses tuberculeuses à toutes les périodes dans *les deux poumons*. Ganglions trachéo-bronchiques volumineux. Ulcérations superficielles sur les cordes vocales inférieures, qui sont épaissies et inégales.

Rien dans *la vessie, l'urèthre et le vagin*.

Col gros, entr'ouvert, sans ulcérations.

Utérus. Longueur, 0,55 à l'hystéromètre.

Rien d'anormal dans la cavité ni dans les parois.

Un peu de liquide citrin dans *le cul-de-sac recto-utérin*, au fond duquel on voit, sous le péritoine, quelques granulations semi-transparentes.

Sur les deux faces, surtout sur la face postérieure *de l'utérus*, néomembranes, minces, transparentes, englobant les ovaires dans des loges multicloisonnées, et les isolant complètement des trompes.

Les trompes sont longues, peu volumineuses, sans nodosités, flottant librement; leurs pavillons sont seulement maintenus en arrière de chaque côté par des néomembranes en forme de cordages.

Les ovaires, de dimensions normales, ont une surface rugueuse très mamelonnée, et ne présentent rien d'anormal à la coupe.

La cavité des trompes est libre, et présente ses dimensions et son aspect ordinaires.

Petits ganglions du ligament large, formant de chaque côté du col de petites masses de la grosseur d'un pois.

OBSERVATION VIII (personnelle).

Tuberculose pulmonaire. Tuberculose des trompes. Pelvi-péritonite purulente tuberculeuse. Granulations péritonéales. Hémorrhagies ovariennes.

Moret (Rose), 40 ans, couturière, entrée le 26 mars 1880, salle du Rosaire, n° 13. (Service de M. Gallard.)

Père mort d'accident; mère encore vivante et bien portante. Bonne santé dans la jeunesse; a été un peu souffrante au moment de l'établissement de ses règles, à 16 ans. Les règles ont toujours paru chaque mois, mais en quantité très variable.

Il y a six mois, elle a commencé à tousser un peu; au mois de décembre dernier, elle a souffert du froid et a eu des points de côté. Pas d'hémoptysie. Vomissements suivant les quintes de toux.

Perte de forces rapide. Amaigrissement très prononcé. Sueurs nocturnes. Les règles ont disparu depuis six mois, depuis qu'elle tousse. Pas de pertes blanches.

Ne travaillant plus depuis deux mois, elle entre à l'hôpital.

Etat actuel. — Malade très affaiblie ; teinte jaune de la face ; amaigrissement très marqué. Toux assez fréquente. Crachats assez abondants et nummulaires. Diarrhée depuis six semaines. Pas de douleurs abdominales.

A la percussion, matité aux deux sommets.

A l'auscultation, on trouve des signes de cavernes très étendues aux deux sommets. Souffle caverneux. Gargouillement, pectoriloquie, etc.

28 avril. *Mort.*

Autopsie (30 avril). Les deux sommets sont creusés de cavernes considérables, dont l'une atteint presque le volume d'un œuf. De plus, le poumon droit, sauf tout à fait à la base, est infiltré de masses grisâtres, caséeuses, au milieu desquelles on trouve de petites cavernules remplies d'un liquide grumeleux blanchâtre. La base du poumon droit et [le lobe inférieur gauche sont le siège d'une congestion intense.

Pas d'épanchements pleuraux.

Cœur, petit, flasque, pâle.

Foie, volumineux, graisseux, de teinte cuir de veau.

Les *reins*, la *rate*, le *tube digestif* ne présentent rien d'anormal. Dans la grande cavité abdominale, le péritoine ne présente rien d'anormal.

Dans le petit bassin, on trouve dans le cul-de sac recto-utérin un demi-verre d'un liquide verdâtre assez épais, évidemment purulent, dans lequel nagent des flocons fibrineux.

Fausses-membranes fibrineuses sur le fond et la face antérieure de l'utérus Sous cette couche fibrineuse, on trouve le péritoine injecté de fines arborisations vasculaires, et des néomembranes très minces, transparentes, formant des cloisonnements et des loges, et s'étendant de la face antérieure de l'utérus à la vessie, de sa face postérieure au rectum, de sa partie latérale aux ovaires et aux trompes, sans cependant changer la situation normale de ces organes.

Sous le péritoine, à la face antérieure du rectum et au fond du cul-de-sac recto-utérin, on trouve une masse de granulations grosses comme des grains de chènevis, grisâtres, semitransparentes, évidemment tuberculeuses.

La vessie, le vagin, ne présentent rien d'anormal ; 2 ganglions caséeux, gros comme des haricots dans l'épaisseur du ligament larges droit.

Les trompes et les ovaires flottent librement à leur place habituelle dans le petit bassin, mais de minces néomembranes relient entre elles les flexuosités des trompes.

Celles-ci sont, en effet, fluxueuses, noueuses et très volumineuses dans leur moitié externe, et présentent une coloration violacée. Les franges repliées et réunies par des néomembranes ne sont pas visibles, et le pavillon forme un cul-de-sac arrondi, en forme de haricot, on les dirait remplies comme des boudins. En les incisant longitudinalement, on trouve, en effet, leur calibre distendu par un magma caséeux blanchâtre.

Les parois, très épaissies, présentent une surface interne d'un noir bleuâtre, sur laquelle tranchent des replis rugueux grisâtres, d'aspect fongueux. En plusieurs points, des masses grisâtres, dures, de consistance fibreuse, occupent toute l'épaisseur des parois.

Dans le tiers interne, les trompes présentent leur structure et leur calibre ordinaires. Le pavillon est complètement oblitéré et forme une masse grisâtre, transparente en certains points.

L'examen histologique des trompes, fait par notre collègue et ami Barth, décèle la présence de nombreuses granulations tuberculeuses, presque toutes caséeuses dans la couche sous-muqueuse. Les tuniques de la trompe sont, du reste, difficiles à distinguer.

Les *ovaires* présentent leur aspect et leur volume normal. A la coupe, on trouve le bulbe et la couche ovigène très distincts ; dans celle-ci, de chaque côté, 3 ou 4 taches noirâtres de différents volumes.

Utérus, 0,06 cent. de long à l'hystéromètre.

Col sain, orifice petit, arrondi.

La muqueuse utérine non plus que celle du col ne présente rien d'anormal.

Un peu de vascularisation vers le fond de l'organe.

OBSERVATION IX.

(Observation communiquée par M. A. Chauffard, interne du service).

Tuberculose pulmonaire et péritonéale (Péritonite tuberculeuse généralisée). Tubercules des trompes.

Valanchon (Marie), 40 ans, entrée le 25 avril (service de M. Brouardel).

Bonne santé antérieure. Pas d'antécédents héréditaires. Réglée régulièrement jusqu'en janvier 1880, n'a plus vu depuis.

Depuis deux mois, bronchite ; pas d'hémoptysie ; en même temps diarrhée rebelle, perte de l'appétit et des forces, amaigrissement croissant ; pas de vomissements ; douleurs de ventre passagères, peu intenses, petites coliques ; développement rapide du ventre au début, puis au bout d'une quinzaine de jours, retrait, affaiblissement.

Etat actuel. — Très maigre, profondément cachectique ; teinte terreuse.

Appétit perdu ; ne prend qu'un peu de potage et de viande crue.

Ventre affaissé, déprimé, empâté, sans souplesse ni glissement des anses intestinales.

Submatité par places, ailleurs sonorité normale ; pas d'ascite.

Légèrement sensible à la pression ; gargouillement, borborygmes, cris intestinaux, surtout autour de l'ombilic.

Langue rouge, dépouillée ; toux grasse ; crachats salivaires et muqueux, purulents.

Examen de la poitrine. — *En arrière*, matité au sommet droit, submatité au sommet gauche, avec bronchophonie, expiration prolongée et un peu soufflante.

La diarrhée va en augmentant, devient continuelle, avec selles liquides et involontaires. La malade refuse toute espèce d'aliments, s'affaiblit de plus en plus ; somnolence le jour, un peu d'agitation la nuit Connaissance parfaite jusqu'au dernier moment.

Mort le 14, dans le marasme le plus profond.

Autopsie. — La cavité péritonéale est absolument oblitérée. Les deux feuillets de la séreuse sont adhérents, reliés de toutes parts par des fausses membranes infiltrées de tubercules, qui se laissent facilement déchirer avec le doigt.

Toutes les surfaces séreuses sont criblées de tubercules confluents, jaunâtres, variant du volume du grain de mil à celui du grain de chènevis, tous évidemment d'une même génération.

Les *anses intestinales* sont atrophiées, rétrécies, ratatinées en peloton contre le rachis.

· Le *foie*, la *rate*, sont incrustés, adhérents aux fausses membranes qui tapissent en haut le diaphragme, en bas le gâteau intestinal. Leur parenchyme ne paraît pas contenir de granulations. La face péritonéale du diaphragme est chargée de tubercules également nombreux, presque cohérents. Sa face pleurale est saine, sans granulations, ni lymphangite tuberculeuse. Pas d'épanchement dans les plèvres.

Dans le *petit bassin*, mêmes lésions, même abondance de tuberles et de fausses membranes. Celles-ci forment un véritable revêtement à l'utérus et aux culs-de-sac péri-utérins ; le grattage les détache facilement.

Les *trompes* sont un peu dilatées, injectées de matière tuberculeuse ; leur pavillon est gros comme une noix, végétant, chargé de tubercules miliaires. (Voir plus loin la description détaillée des lésions des organes génitaux.)

· Les *ovaires* semblent à peu près sains ; ils sont fixés en rétroflexion.

· L'*intestin grêle* est ratatiné, diminué de calibre et de longueur ; il ne présente pas d'ulcérations ; à peine quelques tubercules font-ils saillie sous la muqueuse.

Le *gros intestin*, au contraire, présente des lésions très avancées, à maximum au niveau du cæcum. Là, la muqueuse est détruite presque en totalité, par places seulement elle est conservée avec des caractères normaux, et forme des saillies irrégulières, déchiquetées, à bords taillés à pic, se détachant nettement sur les ulcérations qui les entourent. Celles-ci ont envahi les deux tiers au moins de la surface cæcale ; elles sont grisâtres, inégales, criblées de tubercules. L'ensemble de ces lésions rappelle, de loin, celles de la dysentérie chronique.

Dans les côlons, les lésions sont moins confluentes. Çà et là ulcérations irrégulières, déchiquetées, arrondies ou ovalaires, sans direction déterminée, à bords saillants et indurés, à fond granuleux.

Dans les *poumons*, lésions tuberculeuses, de deux ordres ; les unes anciennes ; cavernule au sommet droit, caverne grosse comme une noix au sommet gauche ; des deux côtés, infiltration tuberculeuse des lobes supérieurs qui sont compacts, marbrés, durs au couteau. Dans les lobes moyens et inférieurs, poussées récentes de broncho-pneumonie tuberculeuse en grappe, avec granulations grises sous-pleurales. Ces dernières lésions sont évidemment contemporaines des lésions péritonéales. Cerveau et méninges sains.

Organes génitaux. — Tout le fond de l'utérus et le cul-de-sac recto-utérin est tapissé de fausses membranes épaisses, jaunes, contenant un semis abondant de granulations semi transparentes grosses comme des grains de millet. Ces fausses membranes se détachent difficilement du péritoine sous-jacent qui est rouge et où l'on voit à l'œil nu des arborisations vasculaires.

Les ovaires très volumineux sont recouverts de fausses membranes analogues, qui les cachent complètement et les appliquent contre la face postérieure du ligament large ainsi que les pavillons des trompes lesquelles sont allongées, flexueuses, très dilatées, recouvertes de fausses membranes et présentent de distance en distance des nodosités grosses comme des billes. Leur calibre extrêmement dilaté est bourré d'une matière caséeuse, blanche jusqu'aux cornes utérines. Lorsqu'on enlève cette matière caséeuse on trouve les parois épaissies, principalement la muqueuse qui présente une surface blanchâtre inégale, tomenteuse.

Les *deux ovaires*, surtout le droit sont très volumineux. Lorsqu'on les coupe on trouve la substance bulbaire, très rouge, très vascularisée contenant plusieurs corps jaunes et des traînées blanchâtres.

La substance corticale est au contraire très blanche, très dense, comme fibroïde entourée d'une enveloppe séreuse très épaisse.

Le *col* est gros, largement entr'ouvert. La lèvre postérieure porte une exulcération très superficielle, au niveau de laquelle la muqueuse est tomenteuse et très vascularisée.

L'*utérus* est assez volumineux ; longueur, 0,07 cent.

La cavité contient un mucus purulent ; la muqueuse est inégale, légèrement tomenteuse, rosée, on y voit de fines arborisations.

OBSERVATION X (personnelle).

Tuberculose pulmonaire. Pelvipéritonite adhésive. Granulations
péritonéales.

Rondeau (Marie-Julie), 24 ans, couturière. Entrée le 13 juillet 1880, salle du Rosaire, n° 33 (service de M. Gallard).

Pas d'antécédents strumeux.

Un enfant il y a sept ans. Accouchement normal sans suites pathologiques. Pas de leucorrhée. Jamais de douleurs dans le ventre.

Il y a trois ans, bronchite aiguë qui n'a jamais bien guéri ; depuis, la malade a toujours toussé. Il y a deux ans, hémoptysies peu abondantes mais répétées. Depuis cette époque aménorrhée, amaigrissement, sueurs nocturnes, diarrhée, etc.

13 juillet 1880. La malade entre à l'hôpital dans un état d'émaciation et de faiblesse extrême. Diarrhée. Pas de douleurs abdominales, ni de leucorrhée. Vomissements fréquents dans les quintes de toux. Sueurs abondantes.

Expectoration purulente, nummulaire.

Au sommet droit : matité en arrière, bruit de pot fêlé en avant, souffle amphorique, gargouillement, pectoriloquie.

Dans le reste du poumon droit : gros râles humides jusqu'à la base.

Au sommet gauche. Matité, souffle caverneux, gargouillememt moins étendu qu'à droite.

Au toucher vaginal, rien d'anormal.

Vu au spéculum, le col est petit et complètement sain.

16 août. La malade meurt sans qu'on ait constaté dans son état d'autre changement que de l'œdème des membres inférieurs.

Autopsie. — Cavernes considérables au sommet gauche et dans tout le lobe supérieur droit. Infiltration tuberculeuse à tous les degrés dans le reste des deux poumons. Adhérences pleurales. Rien dans le cœur, le cerveau et les méninges. Foie peu volumineux et à peine jaune, pas d'ulcération du tube digestif.

Organes génitaux. — Des néomembranes s'étendant comme un voile de la face postérieure de l'utérus et de son fond au rectum, fermant presque complètement à gauche le cul-de-sac recto-utérin. Les deux ovaires sont cachés au fond de loges complètement formées par les néomembranes; quelques très fines granulations transparentes au niveau du ligament utéro-sacré droit.

La trompe gauche repliée en arrière sur un plan horizontal est comme suspendue au-dessus de la loge ovarienne; les franges du pavillon sont tirées dans tous les sens par les néomembranes.

A droite, la trompe entoure presque complètement l'ovaire en haut, en bas et en dehors tendant les néomembranes qui forment la loge ovarienne; son pavillon est changé en cul-de-sac à peine dilaté. Le calibre est perméable dans toute l'étendue, les parois ne présentent rien d'anormal. La trompe gauche est également longue, flexueuse et perméable,

Les deux ovaires ne présentent rien d'anormal. On trouve quatre cicatrices noirâtres dans l'ovaire droit, et une seule dans l'ovaire gauche dans lequel on voit un follicule gros comme un grain de chènevis contenant une matière granuleuse.

Col petit, orifice presque arrondi. Un follicule distendu par du mucus épais et transparent.

OBSERVATION XI.

Tuberculose pulmonaire et péritonéale. Tubercules des trompes (1).

Caroline T..., âgée de 23 ans, cuisinière entrée le 26 décembre 1867, dans le service de M. le Dr Péan, salle Sainte-Marie, n° 15 (Lourcine).

Antécédents strumeux. Depuis quatre mois, elle est prise d'un écoulement vaginal, et depuis deux mois, il lui est venu des boutons que M. le Dr Liégeois, chef du service alors, a reconnu pour

(1) Malassez. In thèse Giraud, 1868, p. 74.

des plaques muqueuses, et qui se sont mis à bourgeonner active-
ment.

En mars, les végétations sont tombées spontanément laissant à
leur place une large surface saignante, à odeur fétide. Le toucher
est très douloureux : l'utérus est mobile ; les *culs-de-sac sont douloureux*, mais on n'y trouve pas de tumeurs.

Elle vomit souvent après le repas ; l'appétit se perd.

L'abdomen est souple, non ballonné et indolent ; il y a de la
diarrhée. Pas d'albumine dans les urines.

Il y a une toux sèche ; les sommets sont sonores, le bruit respi-
ratoire faible ; on entend quelques râles humides à moyennes
bulles, un peu d'expiration prolongée ; respiration par saccades.
A la base et en arrière, quelques râles de bronchite légère.

Rien à noter au cœur. Pouls faible, petit, régulier. Sueurs la
nuit. Doigts en massue.

En avril, elle ne mange presque plus et vomit le peu qu'elle
mange.

14 avril. Subitement une fièvre intense se déclare ; le pouls devient fréquent, petit et irrégulier ; les pommettes sont rouges et
les yeux brillants. La toux est fréquente ; la malade rend des crachats épais, purulents et non colorés ; on ne trouve aucune lésion
nouvelle aux sommets ; en arrière et en bas, les vibrations thoraciques sont diminuées à gauche, il y a de la matité avec des râles
de divers ordres, crépitants et sous-crépitants (sorte de pneumonie
bâtarde). A droite, il n'y a pas de matité bien nette, les râles sont
également variés.

L'abdomen n'est ni ballonné, ni douloureux ; *il y a des vomissements et de la diarrhée.*

Le 17. La malade a la face bleuâtre, les extrémités froides, le
pouls insensible. *Elle meurt.*

Autopsie le 18 avril,

Les plèvres ne présentent que quelques granulations grises disséminées à leur surface de la grosseur d'une tête d'épingle, et qui
sont plus abondantes sur les plèvres pariétales.

Au poumon gauche, hépatisation en arrière et en bas ; à la
coupe, granulations blanches ; dans certains points le tissu hépa-
tisé est plus pâle et les ganglions s'y distinguent à peine.

— 47 —

La rate présente quelques granulations à la surface,

Les intestins sont parsemés de granulations blanchâtres, mais on n'y trouve pas d'ulcérations, comme la diarrhée aurait pu le faire croire.

Dans la *cavité péritonéale*, il y a un peu de liquide jaune citrin ; et les granulations sont très abondantes dans le petit bassin,

L'*utérus* et les *ovaires* sont normaux, si ce n'est quelques granulations à leur surface.

Les trompes de Fallope, situées en *arrière de l'utérus*, contournées en S, sont *très volumineuses* (3 à 4 centimètres environ au niveau du pavillon), blanches et offrant au toucher une certaine résistance ; à la coupe, leurs *parois sont épaissies*, leur cavité considérablement distendue est remplie par une matière d'un blanc jaunâtre, d'aspect et de consistance caséeux.

OBSERVATION XII.

Tuberculose pulmonaire et péritonéale. Tubercules des trompes (1).

La nommée F..., âgée de 74 ans, entre dans le service de M. le Dr Labbé, à l'hoospice de la Salpétrière, le 7 septembre 1867.

A la visite du matin, on constate tous les signes d'une fracture du col du fémur droit.... Mais cette femme raconte que, depuis un ou deux ans, elle tousse beaucoup hiver et été, qu'elle est essoufflée, qu'elle a des sueurs la nuit et des alternatives de diarrhée et de constipation.

A la palpation, les vibrations thoraciques sont un peu exagérées à gauche. A l'auscultation, on perçoit une expiration très soufflante avec quelques râles muqueux ; à ce niveau, en avant, la percussion fait constater une diminution d'élasticité ; la fosse sus-épineuse gauche offre de la submatité et quelques craquements secs. Râles sonores disséminés dans le reste de la poitrine. Les crachats sont muco-purulents, et ne contiennent pas de fibres élastiques.

11 et 13 septembre. La malade maigrit, offre les mêmes symptômes thoraciques ; elle a quelques nausées le 13 au soir.

(1) Quinquaud. In Thèse Giraud, 1868, p. 78.

Le 15. La malade accuse une douleur dans la région iliaque gauche ; on y trouve, en effet, de la tension sans tuméfaction bien circonscrite. Le toucher vaginal ne donne aucun signe. Cette douleur qu'elle a eue déjà plusieurs fois depuis un an disparaissait, dit-elle, après l'application des vésicatoires ; elle est exaspérée par la pression.

Le 22. Elle succombe sans avoir présenté aucun autre signe particulier du côté de l'abdomen.

Autopsie, le 24 septembre.

Dans la cavité thoracique, on trouve quelques adhérences pleurales aux deux sommets, surtout à celui du poumon gauche ; celui-ci, à la coupe, présente de nombreuses granulations tuberculeuses ; on en trouve aussi quelques-unes dans les lobes inférieurs.

Après avoir enlevé l'utérus et ses annexes, on aperçoit vers la trompe gauche et surtout vers son pavillon, plusieurs petites masses, les unes isolées, les autres réunies ; une d'entre elles a le volume d'une noix, les autres varient entre celui d'une noisette et d'un petit pois. Elles sont recouvertes par le péritoine, ce qui est évident à l'analyse histologique. La séreuse offre surtout derrière le ligament rond gauche quelques fausses membranes, légères, récentes et chagrinées ; au microscope, elles sont composées de fibrilles qui pâlissent par l'acide acétique. Les noyaux signalés plus haut se laissent écraser assez facilement ; ils ont une couleur jaunâtre et sont composés très nettement de plusieurs noyaux secondaires.

Au-dessous du plus volumineux, on peut voir une plaque jaunâtre séparée du noyau par du tissu connectif ; elle est un peu ulcérée, et sa surface présente sous l'eau un aspect velouté, dû à de petites houppes caséeuses.

Mais ce qui est caractéristique et ce qui doit établir le diagnostic des lésions génitales ; ce sont 5 ou 6 granulations grises, ayant à l'œil la plus grande analogie avec les granulations tuberculeuses ; les unes sont situées sur les bords de l'ulcération de la partie moyenne de la trompe ; les autres, sous le péritoine avoisinant.

Quelques adhérences celluleuses anciennes font adhérer la trompe et l'ovaire. La trompe droite est saine.

L'utérus, les ovaires et le vagin n'offrent aucune altération.

Examen histologique. — Les granulations trouvées dans la

trompe gauche se composent d'éléments nucléaires (cytoblastions)
de 3 à 4 millièmes de millimètre et pressés les uns contre les autres ; en traitant une coupe heureuse par l'acide acétique, il est
possible de voir un fin réseau de fibrilles de tissu connectif cir-
conscrivant les granulations, à peine quelques granulations graisseuses. Ce sont donc des produits tuberculeux. De plus, autour de
ces granulations, on voit une foule de petits capillaires qui forment en quelque sorte une auréole rougeâtre à ces petits néo-
plasmes. On trouve aussi un peu de matière amorphe.

Les masses jaunâtres contiennent des corpuscules granuleux
plus ou moins considérables et de petits corps irréguliers ressemblant à des noyaux devenus granulo-graisseux : par le chloroforme
et l'éther, on obtient un liquide blanchâtre, et l'on aperçoit de
grosses gouttelettes de graisse.

2° *Pelvi-péritonite séro-adhésive.*

Les adbérences péritonéales si fréquentes chez les femmes qui ont eu des enfants, le sont plus encore chez les tuberculeuses. C'est en pensant à elles surtout que nous avons
pu dire qu'il était difficile de trouver une tuberculeuse sans
lésion pelvienne.

On les trouve non seulement chez les phthisiques qui ont
eu des enfants, mais chez des nullipares, chez des vierges,
chez des enfants, chez nombre de sujets qui n'ont jamais
eu aucune souffrance de l'appareil génital et cela souvent
sans qu'on trouve à l'autopsie de lésions tuberculeuses
de l'utérus et de ses annexes.

On a cherché à expliquer ces faits en invoquant l'influence
de troubles menstruels, surtout au moment de l'établissement de la fonction (1). M. de Sinety (2) préfère y voir l'extension par la voie des lymphatiques d'inflammations légères, de catarrhes utérins passés inaperçus. — Ces deux

(1) Gallard.
(2) Loco citato, p. 674.

explications sont plausibles, les troubles menstruels et les catarrhes utérins étant fréquents chez les phthisiques.

Quoi qu'il en soit de l'explication, il nous est impossible de ne pas établir une relation entre la diathèse et une lésion si constante. Ne trouvons-nous pas du reste, des adhérences au moins aussi fréquentes, dans une autre séreuse, la plèvre, alors même que la lésion pulmonaire tout à fait au début dans l'épaisseur du parenchyme n'a nulle part atteint la surface ? La connaissance récente du riche réseau lymphatique des séreuses nous rend d'ailleurs plus facile l'intelligence de ces faits, et si nous avons cru devoir y insister, c'est que nous sommes convaincu que les adhérences pelviennes ne sont point sans importance pour l'interprétation de quelques points du tableau clinique de la phthisie.

Description anatomique. — Nous n'avons pas la prétention de faire ici l'anatomie pathologique de la péritonite, les altérations élémentaires n'ayant rien de spécial dans les cas qui nous occupent, si ce n'est qu'on trouve quelquefois sous l'épithélium de la séreuse et dans les néo-membranes des granulations grises, transparentes. Mais nous indiquerons les dispositions macroscopiques les plus habituelles. Le plus ordinairement, il y a un peu de *liquide* citrin, quelquefois louche, dans le petit bassin.

Les fausses membranes fibrineuses ne se voient guère que dans les cas d'une certaine acuité, au moment des exacerbations ou dans ceux qui se rapprochent de la forme purulente, presque toujours secondaire à la tuberculose des annexes.

Les fausses membranes recouvrent de préférence le fond et la face postérieure de l'utérus, les ovaires, les trompes. Elles contiennent quelquefois des granulations tuberculeuses.

Les néomembranes qui souvent existent seules, minces, transparentes, souples, s'étendent comme des brides, comme des toiles d'araignées, d'un point à l'autre du petit bassin, d'un organe à l'autre, établissant des *déviations* et des *rapports anormaux* dont nous allons décrire les types les plus communs. C'est presque toujours le cul-de-sac recto-utérin qu'occupent les fausses-membranes, qui souvent cloisonnent cet espace en un certain nombre de loges incomplètes, communiquant toutes les unes avec les autres et contenant le liquide citrin.

Il peut en résulter une sorte d'*étranglement du rectum* plus ou moins resserré entre les brides (obs. XXI). L'utérus est habituellement maintenu en *rétroversion*, son fond, tendant à se rapprocher et à adhérer à la paroi rectale pour former ainsi au cul-de-sac recto-utérin une sorte de toit ou de voûte qui le sépare de la grande cavité.

Rarement une anse d'intestin grêle adhère au fond de l'utérus. Le sillon qui sépare normalement les ailerons du ligament large est ordinairement comblé par les fausses membranes ; la trompe reliée à l'ovaire par de nombreux tractus s'enroulé autour de lui, et les deux organes ne font plus qu'une masse, qu'un paquet.

Ce paquet *tubo-ovarien*, entraîné par son poids, et tiré par des adhérences est presque constamment fixé à la face postérieure du ligament large, le long du bord de l'utérus ou même sur sa face postérieure.

L'ovaire, englobé dans les néo-membranes, comme une mouche dans une toile d'araignée, est quelquefois complètement caché et difficile à trouver, même par la dissection. Parfois les néo-membranes tassées à sa surface lui forment une sorte de coque fibreuse qui a souvent été prise pour un épaississement de la couche corticale que l'on comparait à l'albuginée. On a vu cette coque fibreuse, par une sorte de rétraction cicatricielle, étouffer et atrophier l'ovaire.

Dans ces ovaires ainsi emprisonnés et tiraillés, on trouve souvent de petits points noirs, plus ou moins foncés, à limites diffuses considérés par M. Sinety (p. 585), comme les traces de petites hémorrhagies ovariennes.

Suivant le même auteur, on trouve dans les mêmes circonstances beaucoup de follicules atrésiés c'est-à-dire arrivés à maturité sans pouvoir se débarrasser de leur ovule, il y a eu ovulation avortée. Nous reviendrons sur cette altération de l'ovaire.

Les trompes, souvent allongées, flexueuses, dilatées, sont ordinairement perméables, mais leur orifice péritonéal n'existe plus; les franges réunies par de tractus fibreux se sont soudées pour former une sorte de cul-de-sac externe en forme de massue.

On comprend combien tous ces changements de rapport doivent gêner les fonctions physiologiques de ces organes.

La stérilité, en est le résultat ordinaire.

L'ovulation elle-même, comme nous venons de le voir peut être supprimée, et peut être y a-t-il là une des causes de l'aménorrhée des phthisiques. Il ne faudrait pas croire cependant qu'il y ait toujours corrélation entre ces deux phénomènes, menstruation et ovulation, comme l'a fait déjà remarquer M. de Sinety (1) et comme on peut le voir par notre observation n° 1 et par l'observation suivante.

Nous nous contenterons de citer ici cette observation pour montrer la part qui peut revenir à la pelvi-péritonite dans les troubles menstruels des phthisiques, nous réservant de revenir à propos des lésions des ovaires sur l'aménorrhée des tuberculeuses.

(1) Société de biologie, 1874.

Observation XIII (personnelle).

**Tuberculose pulmonaire. Adhérences péritonéales. Aménorrhée.
Corps jaune récent.**

Faivret (Pauline), 27 ans, entre dans le service de M. Gallard, salle du Rosaire, n° 14, le 15 juillet 1880.

Une sœur morte de la poitrine. Pas d'antécédents strumeux personnels. Scarlatine à 7 ans; rougeole à 8 ans 1/2 ; variole à 17 ans. Réglée à 17 ans 1/2, toujours assez irrégulièrement, elle a cessé de l'être complètement depuis *trois mois*. Jamais de grossesse ni de fausse couche. La malade n'a jamais souffert du ventre. Leucorrhée seulement depuis un mois, dit-elle.

Elle tousse depuis le mois de décembre dernier. Jamais d'hémoptysie. Depuis trois mois surtout, amaigrissement rapide. Sueurs nocturnes. Aménorrhée. Anorexie. Diarrhée. Vomissements dans les quintes de toux. Faiblesse extrême.

15 juillet. Aujourd'hui, tous ces symptômes généraux sont plus accusés encore. Expectoration purulente, nummulaire, abondante.

Examen de la poitrine. — *En avant* : Bruit de pot fêlé sous la clavicule droite, et à ce niveau, souffle caverneux, gargouillement, pectoriloquie.

A gauche. Tonalité très élevée du son à la percussion. Respiration rude, gros râles sous-crépitants, râles cavernuleux.

En arrière, à droite. Dans les fosses sus et sous épineuses : matité absolue. Souffle amphorique, gargouillement.

Au-dessous. Râles sous-crépitants moyens jusqu'à la base.

A gauche. Matité moins prononcée. Souffle tubaire. Craquements humides.

La palpation du ventre n'est pas douloureuse. Rien d'anormal au toucher vaginal.

Mort le 7 août.

Autopsie. — Cavernes aux deux sommets, plus petites à gauche. Infiltration tuberculeuse à tous les degrés, de tout le poumon droit et de presque tout le lobe supérieur gauche. Forte congestion du lobe inférieur de ce côté.

Foie gras, volumineux.

Pas de liquide dans le petit bassin. Quelques néomembranes minces relient la face postérieure de l'utérus au rectum et le maintiennent en rétroversion ; d'autres s'étendent de la partie moyenne des trompes aux ovaires, comblant le sillon qui les sépare normalement. Cependant les pavillons flottent librement. L'ovaire gauche est complètement dissimulé, enfoui sous des néomembranes qui semblent continuer le péritoine au devant de lui, et l'appliquent contre la face postérieure du ligament large.

Nulle part on ne trouve de granulations sous la séreuse.

Les ovaires ont leur volume et leur aspect habituel.

A la coupe, on trouve la couche corticale très dense, assez épaisse. Elle contient de chaque côté 3 ou 4 follicules à paroi blanche, d'aspect plissé et à contenu granuleux. *A gauche*, on trouve un corps jaune, de la taille d'un gros pois, contenant une matière onctueuse de couleur ocreuse. Ce corps jaune paraît donc être le témoin d'une ovulation récente, et nous savons que la malade n'avait pas eu ses règles depuis trois mois.

L'utérus est petit et sain de même que les trompes. *Les autres organes* ne présentent rien d'anormal.

Les symptômes de cette forme de pelvi-péritonite sont assez obscurs. La maladie peut même rester complètement latente jusqu'à la mort, ou ne s'accuser que par des symptômes tellement vagues et légers qu'ils n'attirent pas l'attention. Ce sont des *douleurs* hypogastriques et lombaires sourdes, rarement continues, se montrant par exacerbations ; de la constipation, et avec cela toute la symptomatologie banale des affections chroniques de l'appareil utérin : aménorrhée, leucorrhée, démangeaisons vulvaires, rapports sexuels douloureux, etc.

L'examen direct fournit des renseignements plus précieux contrairement à ce que nous verrons dans la forme purulente.

Le palper et *le toucher* sont généralement faciles.

Le ventre est souple, on ne trouve pas au palper cette résistance qui manque rarement quand le petit bassin est séparé de la cavité abdominale.

Le toucher surtout est utile au diagnostic. Les culs-de-sac sont ordinairement assez souples pour qu'on puisse bien ezplorer la cavité pelvienne. On trouve alors des *déviations* en latéro-version, des rétroversions qu'on ne peut redresser, *des brides*, et surtout de petites *tumeurs*, bosselées, mamelonnées, quelquefois légèrement mobiles, d'autres fois fixées derrière le ligament large ou sur la paroi du bassin.

Si la pression du doigt détermine alors cette douleur exquise particulière à l'ovaire, il est facile de reconnaître dans cette tumeur le *paquet tubo-ovarien* au lieu d'élection que nous avons signalé.

C'est là le meilleur signe de la pelvi-péritonite adhésive, et si avec cela la malade est manifestement tuberculeuse, si elle n'a jamais eu, à aucune époque, les symptômes d'une pelvi-péritonite aiguë, si les symptômes objectifs vagues qui se sont établis *insidieusement* ont présenté quelques exacerbations survenant comme par poussées, il n'est pas impossible de reconnaître la nature de la pelvi-péritonite.

De cette étude il se dégage cette conclusion pratique que chez les tuberculeuses, le moindre traumatisme utérin peut être le point de départ d'une pelvipéritonite et qu'en conséquence on ne doit pratiquer chez elles qu'avec la plus grande réserve les petites opérations courantes de la gynécologie telles que le cathétérisme utérin ou même les simples cautérisations du col.

OBSERVATION XIV (personnelle).

Tuberculose pulmonaire. Pelvi-péritonite.

Jacquemin (Marie), 28 ans, blanchisseuse, entrée le 15 avril 1880. Salle du Rosaire n° 8 (service de M. Gallard.)

Dans l'enfance, impétigo du cuir chevelu, adénites cervicales, conjonctivites répétées ayant laissé une petite taie sur la cornée droite.

Réglée à 15 ans, assez mal d'abord, régulièrement depuis l'âge de 18 ans. Une grossesse à 21 ans, terminée à terme par un accouchement normal, sans complications ultérieures.

La malade n'a jamais souffert de son ventre.

Depuis trois mois, elle n'a pas vu ses règles et perd beaucoup en blanc; c'est la seule chose qui ait attiré son attention du côté des organes génitaux.

Depuis deux ans, elle a eu, dit-elle, plusieurs bronchites. Dans le cours de la dernière, au mois d'octobre 1879, elle a eu 3 ou 4 petites hémoptysies, depuis, elle n'a cessé de tousser et de cracher, a beaucoup maigri, vomit souvent, sans nausées préalables, pendant les quintes de toux. Sueurs nocturnes abondantes. Diarrhée fréquente.

15 avril. *Etat actuel.* — A son entrée, l'état général est assez mauvais; grande faiblesse, émaciation extrême, diarrhée abondante, sueurs nocturnes, un peu d'œdème des membres inférieurs.

A la percussion, matité très prononcée aux deux sommets en arrière, surtout à droite. *En avant*, bruit de pot fêlé sous la clavicule droite.

A l'auscultation, en arrière, au sommet droit, souffle caverneux, gargouillement, pectoriloquie, et au dessous, à la partie moyenne et jusqu'à la base gros râles sous-crépitants.

Au sommet gauche, souffle et râles cavernuleux, retentissement de la voix et de la toux. A la base, la respiration est presque normale.

En avant, les signes sont à peu près les mêmes. Sous la clavicule droite, souffle caverneux; gargouillement très superficiel.

L'examen de l'abdomen et le toucher ne fournissent aucun symptôme anormal.

Pas d'ulcération *du col*. Leucorrhée abondante.

Mort le 22 avril 1880.

Autopsie. — Cavernes dans les *deux poumons*. Les plus volumineuses, à droite. Masses tuberculeuses à tous les degrés de leur évolution.

Foie gras.

Dans la dernière partie de *l'intestin grêle*, près du cœcum, ulcération grande comme une pièce de 50 cent. un peu allongée, à fond grisâtre sanieux, à bords rouges, saillants, renversés en dehors.

Dans le cul-de-sac recto-utérin un peu de liquide louche, quelques fausses membranes fibrineuses peu épaisses, pas de granulations apparentes.

Des néo-membranes organisées, assez résistantes, bien que très minces et transparentes, s'étendent comme des toiles d'araignée, de la face postérieure de l'utérus aux ovaires et aux trompes.

Du côté droit, elles maintiennent appliqués contre la face postérieure du ligament large, l'ovaire et la trompe fixés de façon à encadrer cet organe qui se trouve ainsi comme une mouche prise dans des toiles d'araignée.

A gauche, le pavillon de la trompe flotte librement, mais des néo-membranes s'étendent également de son bord inférieur à la face postérieure de *l'ovaire*.

Les trompes sont assez longues, mais leur calibre est libre dans toute l'étendue et on n'y trouve pas de nodosités.

L'ovaire droit est un peu plus volumineux que le gauche. A la coupe on ne trouve de lésions ni dans l'un ni dans l'autre.

L'utérus est assez volumineux, longeur 0,085 à l'hystéromètre, épaisseur 0,03, largeur 0,04 (à la base.)

La muqueuse estlisse.

Col normal. Un petit kyste glandulaire sur la lèvre postérieure.

Dans l'épaisseur du ligament large droit, à la base, contre le col on trouve deux ganglions lymphatiques très rouges.

Le plus volumineux, gros comme un petit haricot, présente à la coupe :

1° Une enveloppe fibreuse épaisse.

2° Une couche rouge foncé d'aspect spongieux.

3° Un noyau caséeux rougeâtre.

Rien d'anormal dans la *vessie et l'urèthre*.

OBSERVATION XV (personnelle).

Tuberculose pulmonaire. Pelvi péritonite adhésive. Hémorrhagies ovasiennes.

Plassat Hélène, femme Laurent, 30 ans, cuisinière, entrée le 6 juillet 1880, salle du Rosaire n· 2; morte le 24 juillet (service de M. Gallard.)

Père mort tuberculeux à 34 ans. Pas d'antécédents strumeux personnels.

Réglée à 17 ans assez régulièrement, deux grossesses normales, arrivées à terme sans accidents ni complication.

Depuis 1870, la malade a eu plusieurs bronchites.

Depuis le mois de mai 1880, elle n'a cessé de tousser, et de cracher abondamment. Deux hémoptysies assez abondantes cet hiver. Depuis, amaigrissement rapide. Sueurs nocturnes. Diarrhée. Aménorrhée depuis le mois d'avril dernier ; leucorrhée abondante. Depuis le 15 mai à peu près, douleurs assez vives et affaiblissement notable des membres inférieurs.

Etat actuel. — A son entrée, la malade ne peut plus se tenir debout ni quitter son lit. Faiblesse générale extrême. Anorexie. Diarrhée abondante. Vomissements fréquents. Expectoration verdâtre, relativement peu abondante. Grande dyspnée. Pas de convulsions. Pas de strabisme. Pas de délire, mais affaiblissement extrême.

A l'auscultation : Signes cavitaires dans la fosse sus-épineuse droite. *Au-dessous*, râles sibilants et sous-crépitants nombreux.

A gauche, au sommet : Souffle tubaire. Gros râles sous-crépitants, quelques-uns ont le timbre ʻcavernuleux après la toux. Le bas ventre est un peu douloureux à la pression. Le toucher et l'examen au spéculum ne révèlent rien d'anormal.

15 juillet. La prostration augmente chaque jour. La faiblesse des membres inférieurs sans augmenter reste au même degré. Diarrhée très abondante. Les cavernes du sommet semblent augmenter.

Mort le 24 juillet.

Autopsie. — Adhérences très prononcées au sommet droit. Un peu de liquide citrin dans la plèvre de ce côté. Cavités grosses comme des noix, à parois déchiquetées et remplies de pus. Tout autour, cavernules et masses caséeuses.

A gauche : Infiltration généralisée ; quelques petites cavernules et quelques masses crayeuses.

Cœur normal.

Foie assez petit bien qu'un peu gars.

Les méninges cérébrales et rachidiennes ne présentent ni granulations, ni épaississement, ni aucune autre lésion apparente.

Pas de péritonite généralisée.

Dans le petit bassin on voit quelques néomembranes très minces transparentes, bien qu'organisées et reliant la face postérieure de l'utérus au rectum, le bord inférieur de l'ovaire droit à la trompe droite et enfin les franges des pavillons aux différents points des ovaires et entre elles

Les néomembranes néanmoins sont assez louches pour laisser à ces différents organes leur situation normale.

Les trompes d'un calibre assez petit, sont très allongées; elles mesurent 0,095 de la corne utérine au pavillon.

Les néomembranes ont réuni les franges du pavillon gauche en un paquet gros comme un haricot, lisse, arrondi, dans lequel on ne peut retrouver l'orifice que par la dissection. De ce côté, la fécondation était donc impossible.

Les franges du côté droit ne sont réunies qu'en partie par les néomembranes et l'orifice tubaire s'ouvre librement dans la cavité péritonéale.

Les deux trompes sont du reste perméables dans toute leur étendue, et leurs parois n'ont rien d'anormal.

Les ovaires sont volumineux et très allongés ; ils ont 0,06 cent. de longueur, et 0,025 de large près de leur extrémité externe. Leur surface est creusée de nombreux sillons qui leur donnent l'aspect lobulé.

A la coupe, on trouve plusieurs taches noires, allongées, mal délimitées, qui paraissent être les traces de petites hémorrhagies.

L'utérus, longueur 0,07 cent., ne présente rien d'anormal non plus que *le col*, *la vessie* et *l'urèthre*.

OBSERVATION XVI (personnelle).

Tuberculose. Pelvipéritonite adhésive.

Cretto (Rosalie), 22 ans, lingère, entrée le 22 avril, salle du Rosaire, n° 14, morte le 10 juillet 1880 (service de M. Gallard).

Père s'enrhume facilement et tousse constamment.

Mère morte de fluxion de poitrine à 38 ans.

Un frère de 16 ans et une sœur de 18 ans se portent très bien.

La malade a eu la rougeole à l'âge de 4 ans, depuis s'est toujours bien portée.

Réglée à 12 ans, elle a toujours vu régulièrement, seulement à la fin de chaque époque elle avait toujours un peu de leucorrhée.

Jamais de grossesse ni de fausse couche.

Aménorrhée depuis plus de quatre mois.

Le malade dit ne tousser que depuis le mois de décembre dernier; elle n'a jamais vomi ni craché de sang; elle dit avoir eu toujours bon appétit.

Depuis six mois seulement elle a commencé à avoir des vomissements après la toux et à perdre l'appétit. Depuis, elle a eu de la diarrhée, sueurs nocturnes et amaigrissement.

Entre à l'hôpital le 22 avril.

État actuel. — *Percussion, Sous la clavicule droite.* Son un peu élevé. *Auscultation, Sous la clavicule droite.* Souffle tubaire, craquements humides. *Percussion Sous la clavicule gauche.* Bruit de pot fêlé. *Auscultation. Sous la clavicule gauche.* Souffle caverneux, gargouillement, pectoriloquie.

Percussion en arrière. Sommet gauche : Submatité. *Sommet droit :* Matité complète. *Auscultation, sommet droit :* Gros craquements humides, râles cavernuleux dans la fosse sus-épineuse, retentissement de la voix, et de la toux.

A gauche. Souffle caverneux, presque amphorique ; gargouillement pectoriloquée, et vers la base gros râles sous-crépitants très nombreux.

Elle a eu du muguet.

Mort le 10 juillet 1880.

Autopsie. — Excavation énorme au sommet du *poumon gauche.* Tout le *poumon* est infiltré de masses tuberculeuses incomplètement ramollies. *A droite,* masses caséeuses semblables, mais en moins grande quantité.

Foie gras, volumineux.

Un peu de liquide citrin dans le *petit bassin.*

Minces néomembranes transparentes, fines comme des toiles d'araignée, allant de la face postérieure de *l'utérus au rectum et des trompes aux ovaires,* sans cependant empêcher ces organes de flotter librement à leur place normale.

Ovaires assez volumineux, lisses; on n'y trouve que des cicatrices ovulaires anciennes, complètement décolorées.

Les trompes sont longues et flexueuses, leur calibre est normal ainsi que leurs parois.

Col et *utérus* normaux.

OBSERVATION XVII (personnelle).

Tuberculose pulmonaire. Pelvi-péritonite adhésive.

Nivet (Alice), 25 ans, entrée dans le service de M. Gallard, le 3 décembre 1879.

Père et mère bien portants, pas de tuberculose dans la famille.

Dans l'enfance, conjonctivites répétées. Pas de maladies graves jusqu'à 18 ans.

Réglée à 15 ans sans difficulté, assez abondamment (quatre jours) et très régulièrement.

Fluxion de poitrine à gauche à 18 ans. Cette maladie retint pendant six mois à l'hospice de Chartres la malade qui dit en être sortie très bien guérie. Dans cette maladie elle a eu plusieurs hémoptysies.

Depuis cette époque, la malade à toujours toussé un peu, elle a maigri, pâli; sueurs nocturnes, pas de diarrhée. Les hémoptysies ne se sont pas reproduites.

Il y a à peu près deux ans, la malade devint enceinte, la grossesse se passa bien ainsi que l'accouchement qui se fit à 8 mois 1/2 l'enfant ne vécut que quelques heures. Les suites de couches furent normales, mais la malade n'a jamais revu ses règles. Elle dit ne pas avoir du tout de leucorrhée et ne souffre jamais du ventre.

Un mois après la couche, la malade se remit à tousser, elle crachait le matin abondamment des crachats verdâtres. Au mois de mai elle entra à l'Hotel-Dieu où elle passa quinze jours.

Enfin au mois d'octobre elle fut forcée d'entrer à la Pitié.

15 janvier. *État actuel* : faciès pâle, amaigri; pas d'appétit, colique, diarrhée, grand affaiblissement. Palpitations au moindre effort; sueurs nocturnes, aménorrhée, pas de leucorrhée, pas de douleurs à la palpation du ventre.

Au toucher, utérus mobile, mais les mouvements sont douloureux; dans les culs-de-sac latéraux, on sent de petites masses arrondies qui fuient sous le doigt, mais qu'on peut arriver cependant à fixer et à comprimer sur la paroi postérieure du bassin, ce qui détermine une douleur assez vive.

Toux fréquente, expectoration le matin , crachats purulents, nummulaires.

En arrière, submatité au sommet droit, expiration prolongée, craquements humides.

Au sommet gauche et dans la fosse sous-épineuse. Matité très prononcée, souffle caverneux, gargouillement, bronchophonie dans la fosse sous-épineuse. Dans la fosse sus-épineuse, souffle tubaire, gros râles muqueux abondants.

A la base, submatité, traces probables de l'affection aiguë ancienne, quelques râles sous-crépitants après la toux.

En avant, sous les clavicules, sonorité, à peu près normale, respiration rude, surtout à droite; gros râles muqueux à droite, plus fins à gauche.

Au cœur. Souffle au premier temps et à la base.

21 février. La malade qui a voulu sortir de l'hôpital, rentre aujourd'hui dans un état de faiblesse et d'émaciation extrême. Diarrhée continue, incoercible, résistant à toute médication. A l'auscultation, râles et souffle caverneux aux 2 sommets surtout à gauche. De ce côté on entend de gros râles muqueux très abondants jusqu'à la base. Seule la base du poumon droit respire à peu près convenablement.

En avant sous la clavicule, matité, souffle caverneux, gargouillement, bronchophonie.

Morte le 27 février 1880.

Autopsie (1er mars). Adhérences des 2 sommets à la plèvre pariétale épaissie. Un peu de liquide citrin dans la plèvre gauche. Le sommet et presque tout le lobe supérieur gauche sont convertis en une véritable éponge, de très minces couches de tissu grisâtre pultacé séparant les unes des autres des cavernes grosses, environ comme des noix. Tout le reste du poumon jusqu'à la base est dur, imperméable, farci de petites masses grises, ramollies, les unes caséeuses, les autres tout à fait liquides.

A droite. L'infiltration tuberculeuse n'a envahi que les lobes supérieur et moyen. Le sommet droit contient 4 ou 5 cavernes grosses comme des noisettes. Le lobe inférieur est simplement congestionné, très rouge, mais crépitant et perméable.

Le cœur est sain.

Foie peu volumineux, assez rouge, la dégénérescence graisseuse est peu prononcée.

Les reins et la rate ne présentent rien de particulier à l'œil nu.

L'épiploon adhère par une sorte d'enduit poisseux au péritoine pariétal et aux anses intestinales, partout agglutinées. La séparation s'effectue facilement, et l'on ne voit ni fausses membranes, ni granulations sous la séreuse. Légère injection sous-péritonéale, surtout au niveau de la dernière portion de l'intestin grêle, qui est rétrécie, très injectée, et dont la muqueuse semble ramollie, mais ne présente pas d'ulcérations véritables. Les anses intestinales, agglutinées par l'état poisseux du péritoine, forment une sorte de toit au-dessus du petit bassin, qui contient environ un verre de liquide citrin. Dans ce liquide, on voit flotter de minces néomembranes qui s'étendent du rectum à la paroi gauche de l'excavation, de l'ovaire gauche à la paroi, et enfin des deux ovaires aux pavillons des deux trompes, qui se trouvent repliées et fixées contre la face postérieure des ovaires, les néo-membranes limitant entre ces organes plusieurs loges et logettes remplies de liquide citrin.

On voit une large fausse membrane fibrineuse sur la face postérieure de l'utérus et dans le cul-de-sac recto-utérin.

Les pavillons des trompes, fixés en arrière des ovaires, sont roulés sous forme d'un cylindre lisse dans lequel il est impossible de distinguer ni franges, ni orifices. Il y avait donc impossibilité absolue de la conception.

Il est impossible, même par une dissection attentive, de retrouver l'orifice externe.

Le calibre des trompes est, du reste, *considérablement diminué* dans toute son étendue. Ces organes ne présentent pas d'autre lésion.

Les ovaires sont lisses, petits et sains.

L'utérus, assez petit, ne présente rien d'anormal.

Longueur, 0,045 du col au fond ; — largeur, 0.04 ; — épaisseur, 0,025.

Dans le tissu cellulaire recto-utérin, immédiatement au-dessous du cul-de-sac péritonéal, on trouve un petit ganglion gros comme une câpre, roulant sous le doigt, et deux ganglions beaucoup plus petits sur les côtés.

OBSERVATION XVIII (personnelle).

Tuberculose pulmonaire. Pelvipéritonite. Déviation utérine.

Trouboul, Etiennette, 24 ans, couturière, entrée le 1ᵉʳ mai 1880, salle du Rosaire, nᵒ 11 (service de M. Gallard), sortie le 16.

Père et mère morts de la poitrine. Frères morts jeunes.

Très bonne santé dans l'enfance. Pas de conjonctivites ni d'adénites ; pas d'impétigo.

Réglée avant 10 ans, à Bordeaux, très régulièrement jusqu'à 14 ans, date de la première grossesse.

Ce premier accouchement eut lieu à terme, sans accidents ni suites pathologiques.

Seconde grossesse à 15 ans. Déchirure de la vulve au moment de l'accouchement, mais pas de douleurs dans le ventre. Quinze jours après l'accouchement, la malade marchait très facilement.

Cinq ans après, vaginite, leucorrhée, légère douleur dans le ventre ; puis fièvre, douleurs violentes à gauche, nécessitant le repos au lit ; ballonnement, vomissements bilieux. En même temps, hémoptysie peu abondante, toux, amaigrissement.

Trois mois après, la malade put se lever. La leucorrhée continua, ainsi que de légères douleurs dans le ventre. La toux a diminué, mais persiste tous les matins.

Etat actuel. — Depuis deux ans, les règles se sont dérangées ; elles viennent toutes les trois semaines à peu près, et sont plus pâles et moins abondantes.

Toux continuelle, avec quelques crachats purulents ; de temps en temps, filets de sang. Amaigrissement lent, mais continuel. Sueurs nocturnes. Diarrhée fréquente.

A l'examen de la poitrine. — *En arrière.* Submatité au niveau de la fosse sus-épineuse droite. Augmentation des vibrations. Retentissement de la toux. Expiration prolongée. Quelques râles sous-crépitants (craquements secs), après la toux.

En avant. Elévation du son, sous la clavicule droite. Quelques gros râles sous-crépitants après la toux.

Au cœur. Souffle doux au premier temps et à la base, se prolongeant dans les vaisseaux du cou. Grande pâleur de la peau et des muqueuses. Palpitations de temps en temps.

Le ventre est peu volumineux, douloureux à la palpation dans la fosse iliaque gauche.

Au toucher, on trouve le col assez gros, entr'ouvert, irrégulier, maintenu à gauche, tandis que le corps est incliné à droite et en avant; si on essaye de redresser le corps, on provoque une vive douleur. Dans le cul-de-sac latéral gauche, peu profond et empâté, on sent une bride, qui paraît siéger dans le cul-de-sac recto-utérin. Les autres culs-de-sac sont libres et souples.

Au spéculum, pas d'ulcération.

Huile de foie de morue. Badigeonnages iodés sur les sommets et l'abdomen. Repos au lit.

17 mai. Après quinze jours de traitement, la malade sort, un peu améliorée. Le ventre est moins douloureux; mais les résultats fournis par le toucher sont toujours les mêmes.

· Voilà donc une tuberculeuse chez laquelle nous pouvons reconnaître cliniquement l'existence d'une de ces pelvi-péritonites dont nous trouvons tant d'exemples à *l'autopsie*.

OBSERVATION XIX (personnelle).

Tuberculose pulmonaire. Pelvi-péritonite. Tumeur formée
par la trompe et l'ovaire.

Saison (Julie), 26 ans, bijoutière, entrée dans le service de M. Gallard, salle du Rosaire, n° 6, le 29 avril 1880.

Dans l'enfance, adénites, impétigo, blépharites répétées; rachitisme, dont il reste des traces.

Réglée à 13 ans 1/2 à Paris, très mal au début, elle ne l'a été à peu près régulièrement que vers 16 ans 1/2. Leucorrhée continuelle. Fausse couche de cinq mois, il y a un an; la grossesse avait été très pénible. Grande métrorrhagie. Douleurs violentes dans le ventre, et fièvre vive pendant huit jours. Peu de temps après, la malade commença à tousser et à maigrir. Sueurs nocturnes. Leucorrhée abondante. Battements de cœur. Pas d'expectoration. Enrouement habituel. Depuis quelques mois, métrorrhagies assez abondantes. Douleurs constantes dans le côté gauche du ventre.

Etat actuel. — Quelques ganglions cervicaux engorgés. Toux peu fréquente, sans expectoration. Sueurs nocturnes. Un peu de diarrhée. Appétit assez bon.

Examen de la poitrine. — Au sommet droit, en arrière, matité dans la fosse sus-épineuse; expiration saccadée, retentissement de la voix; pas de râles ni de craquements.

En avant, sous la clavicule droite, élévation du son à la percussion. Expiration nettement prolongée, quelques sibilances.

Souffle au premier temps et à la base.

Douleur à la pression dans le côté gauche de l'abdomen. Ventre souple : on ne sent pas de tumeur.

Toucher. — Dans le cul-de-sac latéral gauche, en arrière, on sent une petite tumeur bilobée, mobile, semblant formée par l'ovaire et la trompe, fixée contre la face postérieure du ligament large.

Col pointu, lisse.

Utérus peu volumineux, très mobile, un peu en antéversion.

Au spéculum, rien d'anormal; pas d'ulcération, Repos au lit. Vin de quinquina Julep diacode. Vésicatoire au sommet droit, en arrière.

29 mai. La malade sort à peu près dans le même état qu'à son entrée.

OBSERVATION XX (personnelle).

Tuberculose. Pelvi-péritonite adhésive,

Lemière (Augustine), 23 ans, mécanicienne, entrée le 29 juillet 1880, salle du Rosaire, n° 21 (service de M. Gallard).

Antécédents strumeux. — Conjonctivites et adénites cervicales dans l'enfance : fièvre typhoïde à 18 ans.

Réglée à 15 ans, régulièrement. Jamais de grossesse ni de fausse couche. La malade n'a jamais souffert du ventre que depuis un mois.

Depuis quatre ou cinq mois déjà, leucorrhée, amaigrissement, sueurs nocturnes, pas de diarrhée : pâleur, essoufflement et palpitations à la moindre fatigue.

La faiblesse et les douleurs abdominales augmentant, la malade entre à l'hôpital.

29 juillet. Pâleur générale : pas d'appétit, pas de vomissements, pas de diarrhée. Souffle doux au premier temps et à la base. Pas de bruits anormaux dans les vaisseaux du cou. Toux peu fréquente. Expectoration blanche, spumeuse, rarement purulente ; jamais d'hémoptysie.

A la percussion. En avant le son est plus élevé sous la clavicule gauche. En arrière, submatité dans la fosse sus-épineuse du même côté.

A l'auscultation au sommet gauche. En avant et en arrière expiration prolongée, saccadée à la fin ; retentissement de la voix et de la toux. Craquements secs après la toux.

Ventre souple, peu développé. La malade accuse, dans le bas-ventre, surtout à droite, une douleur spontanée, sourde, qui s'irradie dans la cuisse droite et s'exaspère par la marche et la pression dans le côté droit du petit bassin.

Au toucher on trouve un orifice vaginal très peu dilaté. Le col petit, pointu, avec un orifice arrondi punctiforme. L'utérus paraît peu volumineux, il est mobile, mais ses mouvements sont un peu douloureux.

Le cul-de-sac latéral gauche est libre et souple ; dans le cul-de-sac droit, on trouve sur le côté de l'utérus une petite tumeur grosse comme une amande, mobile, mais facile à fixer avec le doigt. Une légère pression est alors très douloureuse et arrache un cri à la malade qui reconnaît, très exagérée, la douleur qu'elle ressent habituellement.

Il paraît donc très probable que cette tumeur est l'ovaire fixé dans une situation anormale probablement par des brides. Et chez cette malade on ne peut invoquer ni grossesse ni affection utérine antérieure.

Arséniate de soude, v. q. q. ; badigeonnages iodés au sommet gauche et sur l'abdomen. Repos au lit ; injections émollientes.

16 août. La douleur abdominale a beaucoup diminué. *Le toucher*

et l'auscultation donnent toujours les mêmes signes. La malade sort sur sa demande.

OBSERVATION XXI.

Tuberculose pulmonaire. Pelvi-péritonite. Kyste séreux du péritoine. Rétrécissement du rectum par des brides (1).

Femme de 27 ans, morte de phthisie avec les symptômes d'un pneumothorax dans les derniers jours. Aménorrhée depuis le début. Jamais la malade n'avait souffert du ventre et n'avait eu d'écoulement vaginal.

Autopsie. — Cavernes dans les deux poumons. Epanchement purulent à gauche.

Organes génitaux. Epanchement citrin avec flocons pseudo-membraneux dans le petit bassin ; dans le cul-de-sac antérieur, on trouve sur le côté droit, au niveau du col utérin, une fausse membrane de la largeur d'une pièce de 10 sous, épaisse et jaunâtre. La séreuse est d'une coloration gris jaunâtre, riche en vaisseaux qui sont injectés ; le tissu cellulaire qui la double est sain et se décolle facilement. L'utérus a son aspect normal en avant. Les ligaments ronds sont sains. Les trompes, qui ne sont bien apparentes qu'à leur origine, sont déviées de leur direction régulière ; elles se recourbent en arrière vers la face postérieure de l'utérus.

Vu par sa face postérieure, l'utérus ne présente d'autre particularité qu'un dépôt de petites fausses membranes molles et peu épaisses.

Sur les côtés, on rencontre trois tumeurs immédiatement appliquées sur l'utérus par des adhérences celluleuses multiples ; deux de ces tumeurs sont blanchâtres, irrégulières et bosselées. Elles semblent être la continuation manifeste des trompes qui, comme on vient de le voir, sont recourbées en arrière, en dedans et en bas.

Un peu au-dessous et en dedans de la tumeur de droite se trouve a troisième d'aspect un peu différent, plus volumineuse, jaunâtre,

(1) Reverdin. In Bull. de la Soc. anat., 1868, p. 106.

transparente et formée d'une paroi mince contenant de la sérosité. Dans son voisinage, toujours en arrière de l'utérus, on voit plusieurs autres kystes semblables, mais d'un très petit volume. Le feuillet du péritoine qui remonte sur le rectum et l'S iliaque offre une teinte gris noir, surtout dans les points où il était en contact avec les tumeurs de droite. On voit à la surface de nombreux vaisseaux et des fausses membranes molles, étalées en plaques plus ou moins épaisses et jaunâtres. De son côté, le rectum est rétréci au-dessous des points de contact des tumeurs et dilaté au contraire en ampoule au-dessus de ces points.

En suivant les trompes déviées de leur direction on s'assure qu'elles s'accolent à la paroi interne des deux tumeurs latérales, et se terminent chacune après un court trajet en un cul-de-sac dans lequel on ne retrouve plus de trace de pavillon. La muqueuse de ces canaux a ses caractères ordinaires dans la première portion de leur trajet; mais à partir du point où elles se recourbent et sont entourées de fausses membranes, elle prend une teinte grisâtre sale. La tumeur de gauche est constituée par la trompe et l'ovaire placés l'une au-dessus de l'autre et reliés par des tractus celluleux. L'ovaire contient de petites masses arrondies, blanches, creusées d'une petite cavité à leur centre. L'une d'elles contient encore un vestige de corps jaunes. Ces petites masses, qui n'ont aucune ressemblance avec des tubercules, sont d'anciennes vésicules ovariennes rompues et dont la paroi externe s'est hypertrophiée.

A droite, il n'en est pas de même, le kyste séreux étant ouvert se vide de son contenu. La cavité apparaît alors, irrégulière et parcourue par de nombreux tractus celluleux en tout semblables aux fausses membranes du voisinage avec lesquels d'ailleurs les parois se confondent. Au-dessous et en arrière de l'ovaire et de la trompe existe la troisième tumeur à parois blanches, assez épaisses, transparentes cependant. Du reste, cette tumeur laisse échapper un liquide citrin, contenant de gros corps arrondis, mûriformes constitués par des granulations agglomérées. La paroi du kyste est garnie sur la face interne de nombreuses brides cellulaires qui divisent sa cavité en alvéoles et en diverticulum nombreux; sur sa face externe, on voit les fausses membranes pariétales se perdre et se confondre sans qu'on puisse saisir de ligne de démarcation, les deux tissus étant identiques.

.L'utérus est sain.

3° *Pelvi–péritonite tuberculeuse purulente.*

La véritable orchite tuberculeuse féminine, celle qui est la plus connue et qui répond à la belle description de MM. Bernutz et Goupil, est cette troisième variété de pelvi-péritonite, purulente, enkystée, coïncidant à peu près constamment avec des lésions graves des ovaires et surtout des trompes dont elle est une complication.

Toujours secondaire à ces lésions, c'est elle cependant, dès qu'elle est établie, qui attire l'attention vers les organes pelviens, car comme le dit M. Bernutz, on ne peut souvent saisir cliniquement que les deux termes extrêmes du problème : la maladie générale et l'affection de la séreuse ; le chaînon intermédiaire, l'affection de l'ovaire ou de la trompe, reste indéterminé pendant la vie. Cette coïncidence, avec des lésions des trompes, qui se retrouve dans toutes nos observations personnelles, avait frappé, avant nous, tous les observateurs et en avait même conduit quelques-uns (1) à admettre cette singulière théorie, que la trompe n'est qu'un lieu de passage pour la matière tuberculeuse, qu'elle absorbe dans le péritoine, comme elle aspire l'ovule à la surface de l'ovaire, pour la conduire dans l'utérus. M. Cruveilhier avait presque accepté, en la retournant, cette opinion des auteurs italiens. Nous ne pouvons mieux faire que de reproduire ici un passage de l'éminent professeur dans lequel il expose avec la sienne d'autres

(1) Namias. 1er mémoire. La Speriment., n° 3, mayo 1850.

théories qui, nous devons le dire, nous paraissent infini-
ment plus conformes à la vérité.

« (1) La coexistence de la tuberculisation péritonéale et
« de la tuberculisation de la muqueuse des trompes utéri-
« nes est un fait qui m'avait frappé depuis longtemps.
« J'avais, en effet, constaté dans un certain nombre de cas,
« que l'infiltration tuberculeuse de la muqueuse tubaire,
« souvent limitée à la partie large de la trompe (environ
« les deux tiers externes), comme dans le fait rapporté
« plus haut, occupait non moins souvent toute sa lon-
« gueur, comme dans le fait précédent. Or, tandis que, dans
« le premier cas, la muqueuse utérine est parfaitement
« saine, dans le second, la matière tuberculeuse est cons-
« tamment infiltrée dans l'épaisseur de la membrane mu-
« queuse du corps de l'utérus ; celle du col était saine dans
« tous les cas que j'ai observés. J'avais conclu de ce fait
« que ce n'était pas la tuberculisation de la trompe qui
« était le point de départ de la tuberculisation périto-
« néale, mais bien la tuberculisation péritonéale le point de
« départ de la tuberculisation tubaire. Or, cette même in-
« terprétation me paraît devoir s'appliquer aux cas de
« coïncidence de péritonite purulente et de phlegmasie
« purulente de la trompe utérine (phlegmasie purulente
« souvent bornée comme la phlegmasie tuberculeuse à la
« moitié ou aux deux tiers externes de la trompe), et je
« crois être en droit de conclure que, de même que la tuber-
« culisation de la trompe est consécutive à la tuberculisa-
« tion du péritoine, de même au moins, dans un certain
« nombre de cas, l'inflammation purulente de la trompe
« est en quelque sorte une extension de la péritonite
« purulente.

(1) Cruveilhier. Anat. pathol., vol. 1, p. 455.

« Telle n'est pas l'interprétation admise par M. le pro-
« fesseur Fœrster, de Wurtzbourg (1), qui admet que l'in-
« flammation des trompes peut déterminer l'inflammation
« du péritoine par un triple mécanisme : 1° par la propa-
« gation directe du travail inflammatoire de l'ouverture de
« la trompe au péritoineenvironnant ; 2° par la rupture
« après la formation du pus d'un point ulcéré de la paroi
« de la trompe et le passage du pus dans la cavité abdo-
« minale ; 3° par la pénétration directe dans cette cavité,
« à travers l'orifice de la trompe, du pus formé dans cet
« organe.

« Suivant cet observateur distingué, le premier méca-
« nisme présente toujours les caractères d'une péritonite
« circonscrite et se termine par des adhérences fibreuses,
« tandis que le deuxième mécanisme (péritonite par rup-
« ture de la trompe) serait très rare.

« Voici ce que dit M. Fœrster sur le troisième méca-
« nisme : « Le premier auteur qui ait discuté la possibilité
« de ce mécanisme est M. Cruveilhier ; mais il admet que
« le pus ne se forme point dans les trompes, et que cette
« même force aspiratrice ou attraction capillaire qui dans
« la conception aspire la semence par les trompes, aspire le
« pus dans la cavité de l'utérus pour le laisser tomber dans
« celle du péritoine. Depuis lors, Pellezari a émis une
« opinion tout à fait semblable. »

Anatomie pathologique. — Quel qu'ait été le processus
particulier de la lésion tuberculeuse des annexes, qu'il y
ait eu ou non épanchement de pus dans le péritoine, celui-
ci réagit vivement par une inflammation intense, avec pro-

(1) Union médicale, 1er mars 1880.

duction de fausses membranes, épanchement purulent, etc. Mais ce processus chez les tuberculeuses n'est jamais si violent que des adhérences des organes pelviens avec des anses intestinales ou entre eux, n'aient eu le temps de limiter le champ de la péritonite. L'enkystement, nous l'avons déjà dit, est la règle.

Quand on a ouvert l'abdomen et qu'on veut examiner la cavité pelvienne, on la trouve souvent fermée par des anses intestinales fortement adhérentes. Plus souvent encore cette cavité paraît libre au premier abord ; mais toutes ses anfractuosités normales ont disparu, la barrière transversale des ligaments larges a disparu, le péritoine semble passer comme un pont fibreux du rectum à la vessie ; le cul-de-sac recto-utérin n'existe plus. Mais si on cherche à retrouver l'utérus et ses annexes, si on plonge un bistouri au-devant du rectum, on voit sourdre du pus ou une bouillie purulente et fétide et on tombe dans une cavité dont l'aspect est très-variable selon le degré et l'âge de la lésion.

Dans les *cas légers*, on reconnaît facilement dans le kyste purulent le cul-de-sac recto-utérin, tapissé de *fausses membranes* plus ou moins épaisses, cloisonné par elles en plusieurs loges remplies de pus ; quelquefois on voit dans l'épaisseur des fausses membranes et sous elles un semis de granulations tuberculeuses transparentes (obs. IX, X, etc.), mais il est généralement difficile de retrouver sans le secours de la dissection, dans les parois du kyste, les annexes utérins au moins d'un côté — Ces organes ont perdu leurs rapports normaux et présentent des altérations que nous étudierons spécialement plus loin ; qu'il nous suffise dès maintenant de dire que presque constamment les trompes sont énormément dilatées, fluxueuses, présentant des

.nodosités et des replis, tandis que les ovaires enfouis dans la paroi sont comme cachés dans une coque fibreuse qui les protége contre le pus. L'utérus plus ou moins devié et rarement atteint est doublé de fausses membranes.

Souvent le kyste n'occupe qu'un des côtes du cul-de-sac recto-utérin. Dans d'autres cas, de *grands dégâts* rendent toute la région absolument méconnaissable. Les parois du kyste, brunâtres ou verdâtres, tomenteuses, anfractueuses, comme déchiquetées, ne semblent plus être constituées par la séreuse ; il est très difficile d'en déterminer les rapports et la situation exacte. Ce sont ces cas qui ont prolongé si longtemps les discussions entre les partisans exclusifs de la pelvipéritonite ou du phlegmon du ligament large, les faits donnant raison tantôt aux uns, tantôt aux autres.

Souvent ces kystes communiquent par un ou plusieurs trajets sinueux avec le rectum, le vagin, la cavité des trompes, beaucoup plus rarement avec l'utérus et la vessie. — Ils envoient des diverticules dans diverses directions et souvent on trouve par la dissection que ces diverticules ne sont autres que la trompe ou l'ovaire transformés en poche purulente. — L'ovaire a quelquefois complètement disparu, ou bien l'une de ses faces, formant paroi est déchiquetée, érodée.

Nous avons plusieurs fois trouvé des prolongements de la cavité dans l'espace pelvi-rectal. Il est donc bien évident que le tissu cellulaire péri-utérin participe souvent à l'inflammation. Deux ou trois fois, nous avons trouvé sur les côtés de l'utérus de petites masses caséeuses entourées d'une enveloppe fibreuse, et qui nous ont paru être les ganglions signalés par [M. Lucas-Championnière (Voir obs. XII).

Symptômes.— Malgré l'intensité de l'inflammation, malgré l'étendue des dégàts que l'on trouve si souvent à l'autopsie, cette affection, peut, chez les tuberculeuses, demeurer latente jusqu'à la fin. C'est ce qu'on observe surtout quand les organes génitaux n'ont été atteints qu'à une période très-avancée de la phthisie. Dans la majorité des cas observés par nous, les lésions pulmonaires étant très-avancées, la pelvi-péritonite, pendant la vie, restait au second plan et il fallait chercher avec soin pour en découvrir quelques symptômes.

Quelle que soit l'intensité que doive acquérir plus tard le tableau clinique, le *début* est presque toujours insidieux ; quelquefois cependant l'affection débute bruyamment pour reprendre bientôt l'allure sourde habituelle.

Les phénomènes généraux sont ceux de la tuberculose, et s'il y a une légère augmentation de la fièvre, on est bien embarrassé de savoir s'il faut l'attribuer à la lésion pulmonaire où à celle du petit bassin.

Les nausées ou *les vomissements* porracés du fait de la pelvi-péritonite sont rares ; on trouve généralement ailleurs, (quintes de toux, irritation du pneumo-gastrique et l'explication des vomissements des phthisiques).

La diarrhée, quand la pelvi-péritonite survient est souvent remplacée par la *constipation*. Celle-ci peut même être opiniâtre, et dans une observation de M. Pelvet (obs. XIV de la thèse de M. Brouardel). on voit une bride péritonéale déterminer un véritable étranglement. Quelquefois il y a de la dysurie. La phlegmatia alba dolens n'est point rare.

Ce sont les *symptômes fonctionnels* qui attirent l'attention du côté des organes génitaux, et en premier lieu la douleur. Celle-ci souvent si faible qu'il faut la chercher par la pression, prend quelquefois une intensité toute particulière (obs. I). Elle occupe l'hypogastre et est généralement un peu plus prononcée d'un côté que de l'autre. Elle ne présente pas toujours des irradiations lombaires ou crurales ; la pression l'exaspère toujours. Parfois des élancements violents, spontanés, avec irradiations surviennent brusquement, simulant ce que les anciens auteurs appelaient l'hystéralgie.

Les malades se plaignent souvent de démangeaisons vulvaires.

Les troubles menstruels sont constants, l'aménorrhée est la règle. Quelquefois cependant les règles persistent fort longtemps et on peut même avoir de véritables *métrorrhagies.*

MM. Bernutz et Goupil les divisent en métrorrhagies de la période aiguë et en métrorrhagies tardives. Elles sont du reste rares, M. Brouardel n'en a réussi que 4 cas, et nous n'en avons vu qu'un exemple (obs. XIX), chez une tuberculeuse dont la lésion pulmonaire est au début.

La leucorrhée n'est pas aussi constante qu'on le croit généralement. Nous avons rencontré plusieurs phthisiques présentant des signes certains de phlegmasie péri-utérine, et n'ayant pas ou très peu de leucorrhée. Nous reviendrons sur ce sujet à propos de la tuberculose utérine.

Les signes *physiques* ne fournissent pas dans ce cas des renseignements aussi précieux que dans la forme adhésive.

Le bas-ventre est généralement peu *ballonné,* ses parois ont perdu leur souplesse et quand on cherche à explorer le bassin par le palper on trouve une résistance, un empâtement qui rend les sensations très vagues.

Il en est de même au toucher vaginal. Les culs-de-sac ne se laissant pas déprimer ils sont empâtés, douloureux, quelquefois on y sent de la *fluctuation*, des *battements*, et si l'on distingue quelques bosselures, il est impossible de prendre de leurs dimensions, de leur forme, de leur consistance, une notion suffisante, pour y reconnaître le paquet tubo-ovarien ou une tumeur inflammatoire sous-péritonéale.

Tout est vague, même la situation de l'utérus dont on ne peut distinguer le corps dans la masse où il est enclavé et immobile. On ne peut juger de ses *déviations* que par la situation du col. Celui-ci est parfois fortement repoussé en avant ou latéralement, et généralement alors une grosse *tumeur* fait saillie dans l'un des culs-de-sac. On comprend que ces sensations peuvent varier à l'infini suivant les cas. Elles n'ont du reste rien de spécial dans la pelvi-péritonite tuberculeuse.

Le *toucher rectal* est parfois d'un grand secours, surtout pour déterminer l'imminence d'une ouverture dans le rectum.

Marche. — *Terminaisons.* — Ce que cette affection a de plus spécial chez les phthisiques, c'est sa marche capricieuse avec des recrudescences, des bouffées d'acuité qui lui ont valu de M. Gosselin le nom de phlegmon à redoublements.

Ces alternatives de calme et de souffrance des organes pelviens ont paru à Aran coïncider souvent avec des alternatives inverses dans l'intensité des manifestations pulmonaires et, et il désigna ce rapport d'un mot, le *balancement*. Nous n'avons pas eu l'occasion d'observer chez une même tuberculeuse cette loi de balancement ; mais ce qui est incontestable, c'est que chez les tuberculeuses au début, les lésions péri-utérine sont un appareil symptomatique généra-

lement mieux accusé que chez les phthisiques, au troisième degré alors même que chez celles-ci la lésion pelvienne est grave. Chez les unes, la tuberculose génitale est
presque tout, chez les autres elle n'est rien. Il est certain
aussi que chez la même femme, les troubles pelviens sont
d'autant moins remarqués que la cachexie est plus avancée. Ainsi comprise, la loi d'Aran est vraie et souffre peu
d'exceptions. La pelvi-péritonite purulente des tuberculeuses peut durer, en suivant cette marche à répétitions,
jusqu'à la mort par le poumon.

Elle peut aussi se terminer par résorption putride, par
infection purulente, par des accidents colliquatifs, et surtout par ouverture du kyste purulent. On a vu celui-ci s'ouvrir par ordre de fréquence dans le rectum, dans l'utérus.
dans le vagin et dans la vessie. Quand la rupture du kyste
dans le rectum se prépare, la malade accuse des douleurs
lancinantes beaucoup plus vives, de petits frissons, la dé-
fécation est très pénible; il s'écoule par l'anus des mucosi-
tés épaisses, filantes, de forme rubannée, comparées à du
vermicelle; c'est l'entérite glaireuse de Nonat (1); puis,
un filet de pus s'écoule, une rémission notable se produit
dans tous les symptômes, et à l'entérite glaireuse succède
une diarrhée dysentériforme, passagère, avec ténesme.
épreintes et quelquefois léger écoulement sanguin.

Diagnostic. — On voit d'après cet exposé des symptômes
que le diagnostic de la pelvi-péritonite tuberculeuse repose
sur trois éléments : 1° la constatation des lésions pulmonaires et de la cachexie qui caractérisent la diathèse; 2° les
signes physiques qui décèlent une pelvi-péritonite; 3° la

(1) Nonat. Traité pratique des maladies de l'utérus, p. 373.

marche de cette pelvi-péritonite, qui permet de croire qu'il y a rapport direct entre les deux choses, la maladie et la lésion pelvienne.

Il en résulte qu'au début le diagnostic est toujours fort délicat et que plus tard s'il est facile, il faut encore y songer et chercher la pelvi-péritonite chez des tuberculeuses qui n'attirent nullement l'attention du médecin de ce côté.

Nous ne donnons à la suite de ce chapitre que deux observations de pelvi-péritonites purulentes, mais il suffira de lire la plupart de nos observations de tuberculose des trompes et des ovaires pour trouver de nombreux exemples de cette variété anatomique.

OBSERVATION XXII (personnelle).

Tuberculose pulmonaire et intestinale. Pelvi-péritonite purulente enkystée. Tubercules des trompes et des ovaires.

Daubinard (femme Poulain), 42 ans, couturière, entrée le 7 janvier 1880, salle du Rosaire, n° 38 (service de M. Gallard).

A perdu une sœur phthisique.

Réglée à 17 ans, régulièrement; grossesse normale à 29 ans; l'enfant est mort quarante-huit heures après la naissance; jamais la malade n'a souffert dans le bas-ventre. Elle était sujette depuis l'âge de 12 ans à des coliques avec diarrhée très liquide, non sanguinolente; jamais d'ictère; assez bonne santé habituelle; depuis plusieurs mois la malade maigrit et tousse; la diarrhée a augmenté; sueurs nocturnes; pas d'hémoptysies, peu d'expectoration.

Etat actuel. — Teint pâle et mat, encore un certain embonpoint, aménorrhée depuis un an, très peu de leucorrhée, ventre très peu douloureux à la pression et seulement dans la fosse iliaque droite.

Diarrhée extrêmement abondante, liquide, jaune verdâtre, peu dorante, jamais de vomissements.

Fièvre assez vive le soir.

Peu de toux, expectoration nummulaire peu abondante.

Au sommet droit, en avant et en arrière, souffle tubaire, matité, gros râles sous-crépitants plus abondants après la toux, retentissement de la voix et de la toux. Rien à gauche. *Rien au cœur. Pas d'albumine.*

Le 18. Mêmes signes physiques. Les râles sont seulement un peu plus volumineux et prennent après la toux le caractère cavernuleux. Légère amélioration de l'état général. Vésicatoire, bismuth et diascordium. La diarrhée est un peu modérée.

16 février. Les signes du sommet droit sont devenus franchement cavitaires, souffle et râles caverneux, gargouillement, la diarrhée reprend malgré l'opium, le bismuth, l'osmazone, etc., amaigrissement, cachexie profonde. Œdème des membres inférieurs, pas d'albuminurie.

Le 20. L'œdème augmente sensiblement, un drastique (15 gr. d'eau-de-vie allemande) le fait disparaître presque complètement au quatrième jour.

3 mars. L'œdème a reparu, toujours pas d'albuminurie, le souffle s'étend jusque dans la fosse sous-épineuse droite, affaiblissement considérable.

La diarrhée, qui était presque complètement arrêtée, a repris depuis deux jours.

Le 10. L'œdème a gagné le tronc et la face.

Le 15. Œdème généralisé même de la face. Pas d'albuminurie. Une injection de 0,04 cent. de pilocarpine ne détermine ni sudation ni salivation.

Le 16. Vive rougeur et gonflement plus prononcé au niveau de la piqûre.

Le 17. Mort.

Autopsie. — Au sommet du poumon droit, caverne grosse comme une pomme d'api, au milieu d'un tissu induré, grisâtre, moucheté de taches ardoisées, de traînées blanchâtres et de points blancs ramollis, ressemblant à du pus concret.

Cette infiltration s'étend à tout le lobe supérieur du poumon droit. Le lobe moyen contient seulement quelques noyaux grisâtres. Le lobe inférieur est congestionné. *A gauche* quelques noyaux de tubercules crus au sommet. Emphysème aux bords et à la base.

Cœur petit, normal.

Foie volumineux, graisseux.

Rein petit, mais sans lésion apparente à l'œil nu.

Une seule ulcération dans le gros intestin près de l'angle du côloh. Elle est inégale, à bords festonnés, nets, taillés à pic, à fond grisâtre, large comme une pièce de 50 centimes ; du côté de la séreuse, froncement et coloration violacée.

Les autres organes sont sains, sauf les *organes génitaux*. Epanchement citrin dans la cavité pelvienne. L'utérus et les trompes roulées et renversées en bas et en arrière sont reliés par des néomembranes au rectum et à la paroi supérieure de l'excavation, et le cul-de-sac recto-utérin se trouve ainsi cloisonné en plusieurs petites cavités irrégulières, ne communiquant que par des orifices assez étroits avec la grande cavité péritonéale ; l'une des néomembranes contient une masse grosse comme un haricot, jaunâtre, caséeux, friable.

La *trompe droite*, énormément dilatée, grosse comme le pouce, plonge derrière l'ovaire dans le cul-de-sac recto-utérin, et adhère fortement au fond du repli péritonéal. La cavité communique avec celle du rectum, par un petit pertuis en cul-de-poule. La face antérieure adhère à l'ovaire qui, par lui-même, ne présente rien de particulier. La muqueuse est d'un rouge vif, putrilagineuse et noirâtre autour de l'orifice en cul-de-poule qui s'abouche dans le rectum. (Celui-ci est couvert d'une couche noire, due au sous-nitrate de bismuth absorbé par la malade dans les derniers jours de la vie.)

La *trompe gauche*, plus volumineuse encore, s'abouche directement dans une cavité située entre elle, le rectum, l'ovaire et l'utérus. Cette cavité, ainsi que la partie la plus dilatée de la trompe, contient du pus et des débris putrilagineux, noirâtres, infects.

L'ovaire est transformé en une coque contenant du pus caséeux, et entouré de matière putrilagineuse. L'inflammation n'a pas dépassé le péritoine, et n'a pas gagné le tissu cellulaire du ligament large.

Rien dans la vessie ni l'urèthre. Utérus volumineux, 0,05 cent. de longueur, au catéthérisme. La cavité utérine ne présente rien d'anormal.

OBSERVATION XXIII.

**Pelvi-péritonite purulente. Tubercules des trompes
et de l'ovaire droit (1).**

La nommée F... (Marie), âgée de 20 ans, couturière, entre le 13 mai 1868 à l'hôpital de la Pitié, salle Saint-Charles, n° 9, dans le service de M. Béhier.

Réglée à l'âge de 16 ans; ses époques qui se sont *établies difficilement*, ont subi souvent des retards prolongés.

Avril 1868. Toux, fièvre. Pas d'hémoptysie. Elle commence à se plaindre de douleurs de reins et dans le bas-ventre, principalement du côté droit.

1er mai. La toux continue toujours, présentant ce caractère remarquable, d'être plus violente pendant la nuit ; les règles n'ont pas reparu depuis le mois de mars ; les douleurs lombaires et le point dans le bas-ventre durent encore.

Le 13. Elle entre à l'hôpital, et la première nuit est marquée par une *sueur abondante* qui la fatigue beaucoup.

Nous la trouvons *maigre*, les pommettes saillantes, les yeux excavés, les cheveux rares et blonds, la figure couverte de sueurs. Toux continue, sèche et fatigante, sans expectoration. Douleur dans tout le *côté droit de la poitrine* qui est sensible à la percussion, et qui offre des râles sous-crépitants abondants et quelques râles ronflants et sibilants. Au sommet, l'expiration est prolongée; il y a du retentissement de la voix et de petits craquements rares; au-dessous de la clavicule, souffle rude avec submatité évidente. Le *sommet gauche* présente des signes moins nets.

Au cœur, les battements sont faibles; souffle doux, anémique, au premier temps et à la base, se continuant dans les vaisseaux du

(1) Terrillon. In thèse Giraud, 1868, p. 60.

cou ; la malade, du reste, est profondément anémiée, ses lèvres sont pâles ainsi que ses conjonctives palpébrales.

Les extrémités des doigts sont aplaties.

Dans l'abdomen, au-dessus des pubis, on remarque une *tumeur bosselée*, surtout placée à droite, dans la fosse iliaque, et qui a le volume d'un utérus gravide de trois mois ; un peu de diarrhée, co liques dans tout l'abdomen ; fièvre le soir.

3 juin. La tumeur abdominale a disparu. Albuminurie. Alternatives de diarrhée et de constipation.

Le 30. Douleur vive dans la partie inférieure de l'abdomen, exaspérée par la pression qui est insupportable. Le ventre n'est pas ballonné, ni fortement tendu, si ce n'est par la contraction des muscles abdominaux, il est plutôt retracté et en bateau. Les jambes sont œdematiées, surtout vers les malléoles.

Vomissements bilieux. Fièvre vive. Elle *se plaint peu du ventre*, même à la palpation, mais les *symptômes thoraciques prédominent*; le côté droit de l'abdomen est pâteux et douloureux, ce qui ne permet pas de sentir les détails.

2 juillet. *La tumeur de la fosse iliaque droite est assez sensible;* au *toucher vaginal* on constate un engorgement, une sorte de *magma bosselé qui correspond aux annexes vers le cul-de-sac postérieur et un peu à droite.* Le doigt qui est dans le cul-de-sac communique en poussant l'utérus, une impulsion à la main appliquée sur le ventre.

Depuis, la malade vomit tout ce qu'elle prend (lait, bière, etc.) Elle a du muguet dans la bouche; sa sensibilité est obtuse.

Le 12. *Mort* à 9 h. du soir.

Autopsie faite le 14 juillet à 9 heures du matin. Caverne et infiltration tuberculeuse dans les deux poumons.

Altération amyloïde du foie et de la rate.

Après avoir enlevé les organes du petit bassin en masse, nous avons pu constater des adhérences nombreuses entre l'utérus et les annexes, la vessie et l'S iliaque.

La vessie présente des signes de catarrhe avec de nombreux petits polypes, surtout vers le trigone et vers la face postérieure.

Le vagin et l'utérus n'ont aucune altération notable. Ce dernier est légèrement augmenté de volume.

La trompe gauche est épaisse, sinueuse vers sa partie externe, à son extrémité utérine, il y a un centimètre sain. En ouvrant la cavité de l'oviducte, nous [en voyons les parois épaissies, et nous la trouvons remplie d'un pus caséeux, jaune ; quelques points blanchâtres font saillie à l'extérieur ; cette trompe a un volume double de l'ovaire du même côté, et est située au dessous et en arrière de lui. Son orifice externe est bouché.

L'ovaire gauche est blanc ; nous ne le trouvons pas altéré.

Du côté droit les lésions sont plus considérables. *La trompe droite* a le calibre d'une forte plume d'oie ; elle est blanche, nacrée, et au lieu d'aller en dehors, elle est dirigée en arrière et en bas, sur la face postérieure de l'utérus ; elle est moniliforme et contournée en S.

Le ligament rond est épaissi et adhérent comme tous les tissus environnants. Dans toute la partie latérale droite et postérieure du cul-de-sac utéro-rectal, nous trouvons *une poche* de la grosseur d'un œuf de poule. Sa surface est irrégulière, d'apparence fibreuse ; la paroi, très épaisse en avant, va en s'amincissant en arrière, où elle est percée d'une ouverture de 2 centimètres de diamètre environ, anfractueuse, et présentant une forte odeur de gangrène. L'intérieur de cette poche, d'un aspect aussi anfractueux, gris noirâtre, rempli de détritus de même couleur, communique librement avec le péritoine. L'extrémité externe de la trompe est fortement adhérente à cette poche. A côté, nous ne trouvons *pas l'ovaire* que nous croyons avoir été détruit, et dont la tunique albuginée forme la paroi de la caverne. La position de cette dernière et les connexions avec la trompe confirment cette idée.

Nous ne voyons aucune communication de cette poche avec l'utérus, le vagin, le rectum et la vessie. Du reste, on n'a pas remarqué que, pendant sa vie, la malade ait rendu du pus par le vagin ou le rectum. Quant au pus trouvé dans les urines, viendrait-il de cette poche par une petite ouverture, dans la vessie, qui se serait ensuite fermée? nous n'en trouvons aucune trace, et nous ne pouvons avoir là-dessus des données certaines.

Par l'ouverture postérieure que nous avons indiquée, il s'est fait dans le péritoine voisin, du côté droit entre le trou obturateur en avant, la symphyse sacro-iliaque droite en arrière, au-dessous du détroit supérieur du bassin, un foyer d'épanchement à parois anfractueuses, grisâtre, formé par les organes voisins adhérents et épaissis par de faussés membranes, et du volume d'un fort œuf de poule; cette cavité que nous trouvons à l'ouverture de l'abdomen est remplie d'un putrilage grisâtre.

LÉSIONS DES TROMPES

A l'autopsie des phthisiques on trouve dans les trompes des lésions tuberculeuses et des lésions non tuberculeuses.

1° *Lésions tuberculeuses.* — De toutes les affections de même nature des organes génitaux, ce sont les plus fréquentes.

Nous en avons réuni 51 cas sur 94 observations et elles figurent 10 fois dans nos observations personnelles. (Observations I, VIII, IX, XX, XXI, XXIV, XXV, XXVI, XXVII et XXIX.)

Presque constamment, nous l'avons déjà dit, elles coïncident avec une pelvi-péritonite purulente, et nous avons exposé (p. 70) les théories qu'a suggérées cette coïncidence. Cependant elles peuvent exister seules et, à la page 653 de son Manuel de gynécologie, M. de Sinety met en note :

« Nous avons quelquefois rencontré dans les autopsies de tuberculeuses, outre les lésions pulmonaires, des altérations spécifiques de la trompe, malgré l'intégrité du péritoine et de tous les autres points des organes génito-urinaires. »

Caractères macrographiques. — Les trompes malades n'occupent presque jamais leur *situation* normale. Ordinairement elles tombent en bas et en arrière, en s'enroulant autour de l'ovaire auquel elles adhèrent; d'autres

fois, entraînées par leur poids, elles tombent directement
en bas, le long des bords de l'utérus et sur sa face postérieure, entre lui et les ovaires. On les a comparées alors à
des sangsues appendues aux cornes utérines ; plus rarement le pavillon ayant contracté des adhérences avec un
point élevé de la paroi ou avec une anse intestinale, la
trompe est tirée en haut et comme suspendue au-dessus
de sa place habituelle.

La partie la plus altérée des trompes est presque toujours leur partie externe. Dans tous les cas où il n'y a pas
lésion utérine, dans tous les cas que nous avons observés,
le tiers interne de la trompe garde son aspect et son volume normal. Ce n'est que sur les deux tiers externes que
portent l'*allongement*, les *replis*, la *dilatation* ; en ce point
la trompe peut acquérir le volume d'un doigt, du pouce,
mais elle est rarement droite ; elle fait des plis et des replis qui la font ressembler à une circonvolution cérébrale.
Le calibre va toujours en augmentant, et le tube se termine ordinairement par un renflement en massue formé
par l'adhérence des franges du pavillon réunies par des
fausses membranes. Il en résulte que l'orifice péritonéal
n'existe plus. Il est rare de voir, comme dans le cas de
M. Courty (obs. IV). cette dilatation acquérir et même dé-
passer le volume du poing. Les parois externes des trompes
sont d'un rouge violacé, grisâtres et paraissent quelquefois déchiquetées au niveau des franges recouvertes de
fausses membranes. C'est en ce point aussi qu'on aperçoit
quelquefois des granulations grises.

En incisant le cul-de-sac terminal, il est facile de pénétrer dans le canal tubaire très dilaté jusqu'au tiers interne,
où l'on ne peut plus faire pénétrer qu'un stylet très fin.

On constate alors que les parois sont notablement

épaissies et quelquefois ramollies. On peut trouver, nous allons le voir, des noyaux caséeux interstitiels qui donnent lieu à des nodosités dans la paroi. Constamment on trouve les replis longitudinaux de la muqueuse boursouflés, grisâtres, pultacés, et comme de consistance gélatineuse. Il faut verser un filet d'eau pour voir que l'on n'a pas affaire à un mucus épais, mais bien à la muqueuse elle-même, sur laquelle on découvre quelquefois des granulations et des ulcérations arrondies, cratériformes. Souvent le canal tubaire est rempli de pus ou bourré d'un magma caséeux auquel on attribuait autrefois une importance exagérée. — Enfin, parfois le canal tubaire a éclaté et communique largement soit avec le kyste péritonéal, soit avec le rectum (Obs XXIX); quelquefois un trajet sinueux établit la communication entre les deux organes.

Caractères micrographiques. — *Contenu caséeux* — Longtemps la seule lésion tubaire, considérée comme tuberculeuse, fut ce produit phymatoïde ou tubercule en nappe comme l'appelle M. Brouardel. Il est en réalité très difficile de déterminer la nature tuberculeuse de ce magma dans lequel on ne distingue guère que des leucocytes, des éléments nucléaires et des granulations graisseuses. Mais sous ce magma caséeux on trouve encore des débris de la muqueuse en voie de destruction, et, depuis Namias, il est bien établi que cette membrane est le point de départ de la lésion tuberculeuse.

Tubercules de la muqueuse. — « Lorsque les altérations ne sont pas trop avancées, dit M. de Sinety, on voit que c'est le tissu sous-muqueux qui est d'abord envahi, l'épithélium étant encore conservé en beaucoup de points.

C'est ce qui ressort clairement de l'examen histologique fait à notre demande par notre collègue et ami Barth, examen consigné dans l'observation XXIV.

Tubercules de la musculeuse. — Dans la même note, on verra que des dépôts tuberculeux avaient pris naissance dans la tunique musculaire, qui peut être aussi comme la muqueuse entièrement détruite, et transformée en enduit caséeux. Quelquefois, au lieu de se disséminer, les productions tuberculeuses se groupent en un point de la membrane, et forment bientôt là de petites poches caséeuses véritables tubercules interstitiels.

On en trouvera un exemple dans notre observation XXV.

2° *Lésions non tuberculeuses.* — Toutes les lésions des trompes, chez les phthisiques, ne sont pas tuberculeuses ; elles consistent alors surtout dans l'allongement du tube et dans l'oblitération des orifices.

Oblitération de l'orifice péritonéal. — Nous avons vu par quel mécanisme elle se produit, et c'est la pelvi-péritonite adhésive qui en est la cause à peu près constante. — Les néomembranes entourent généralement de toutes parts le cylindre tubaire et l'étreignent de telle sorte, qu'à part la dilatation en massue qui remplace le pavillon, le calibre est très étroit ou même complètement atrésié.

Oblitération de l'orifice utérin. — Exceptionnellement on a vu l'orifice utérin oblitéré et toute la trompe rétractée, ratatinée.

Très rarement aussi on trouve la partie interne du tube seule dilatée et bourrée de matière caséeuse qui se continue dans l'utérus. Cette lésion coïncide, en effet, toujours avec des lésions tuberculeuses de l'utérus.

Les symptômes de la tuberculose des trompes sont entièrement obscurs. — Les symptômes fonctionnels n'ont rien de particulier, et sont ceux de la pelvi-péritonite.

Rarement on arrivera à sentir, par le palper abdominal, une corde tendue transversalement; le plus souvent, en effet, la trompe est tombée avec l'ovaire dans le cul-de-sac postérieur, et le doigt peut quelquefois percevoir vaguement les contours du paquet tubo-ovarien ; mais ce qui permettra presque toujours de constater la présence de l'ovaire et par conséquent de la trompe qui l'entoure si souvent, c'est la douleur spéciale que détermine la pression sur cet organe.

OBSERVATION XXIV (personnelle).

Tuberculose miliaire des poumons. Pelvi-péritonite adhésive. Tubercules des trompes et de la vessie. (Examen histologique.)

Foireaux, Marie-Adeline, âgée de 32 ans, entrée le 6 février 1880, salle du Rosaire, n° 9 (service de M. Gallard).

Mère morte tuberculeuse. Scrofule dans l'enfance. Réglée à 14 ans, assez régulièrement. Il y a deux ans, accouchement normal à terme. Depuis, la malade a toujours eu de la leucorrhée et quelques douleurs abdominales vagues dont elle ne s'est pas autrement préoccupée. Les règles revenues deux mois après l'accouchement ont coulé régulièrement depuis.

Il y a un an, la malade dit avoir eu une pleurésie à gauche, affection qui la retint au lit pendant environ quinze jours, depuis elle a toujours toussé un peu, a maigri beaucoup. Sueurs nocturnes. Diarrhée. Malgré tout cela la malade pouvait travailler un peu.

Le 4 février, ayant ses règles, elle se lava à l'eau froide; celles-ci furent immédiatement supprimées ; et dès le lendemain la fièvre et une grande dyspnée la forçaient à prendre le lit.

6 février. *Aujourd'hui*. Fièvre assez vive le soir ; facies adynamique. Un peu de diarrhée. Peu de toux et d'expectoration. Grande oppression.

A l'examen de la poitrine, matité au *sommet gauche* en arrière ; dans le même point, expiration prolongée, retentissement de la toux. Râles muqueux après la toux, jusqu'à la partie moyenne du poumon gauche. *A droite* quelques râles disséminés. Murmure vésiculaire seulement un peu rude au sommet. *Rien au cœur*. Le ventre n'est ni douloureux à la pression ni ballonné. Un peu de leucorrhée. Utérus en antéversion mobile. Culs-de-sac libres, non douloureux. Vésicatoire, etc.

Le 15. La fièvre et l'adynamie persistent. Plus de diarrhée, mais l'oppression augmente. A l'auscultation, souffle tubaire dans les fosses sus et sous-épineuses gauches. Gros râles muqueux dans toute l'étendue du poumon, plus abondants au sommet. Peu de choses à droite.

Le 18. La malade s'affaiblit de plus en plus. Elle peut à peine avaler un peu de potage tant est grande la dyspnée au moindre mouvement. Le souffle tubaire du poumon gauche s'est encore étendu. Retentissement de la voix et de la toux. Pas de râles fins. Gros râles muqueux partout. A droite pas de souffle. Râles sibilants et sous-crépitants disséminés surtout vers le sommet.

Le 20. Face et extrémités cyanosées. Grande dyspnée.

Le 21. Mort.

Autopsie. — Rien au cœur.

Le poumon gauche est littéralement farci de granulations grises depuis le sommet jusqu'à la base. Ces masses grises très petites et comme transparentes à la base sont plus volumineuses, caséeuses, un peu ramollies vers le sommet, où elles dépassent le volume d'une tête d'épingle et sont tellement nombreuses que c'est à peine si l'on distingue le tissu intermédiaire d'un rouge violacé, grenu à la coupe. Un petit morceau de ce tissu ne surnage pas dans l'eau. Au sommet tout à fait on voit une petite caverne grosse comme une noisette.

A droite, granulations semblables mais beaucoup moins abondantes et seulement dans le lobe supérieur, les autres sont rouges congestionnées, mais crépitent bien sous le doigt.

Foie gras énorme, cuir de veau, graisseux à la coupe.

Reins et rate normaux. Rien dans les méninges. La grande cavité péritonéale ne présente rien d'anormal. Dans le petit bassin, légères adhérences des trompes avec les parois latérales et une anse intestinale.

Organes génitaux. — Le péritoine qui tapisse l'utérus et les annexes, principalement à la surface des trompes, des ovaires et du sillon qui les sépare est rouge, coloré par de fines arborisations et tapissé de menues fausses membranes fibrineuses très abondantes, surtout sur les pavillons des trompes. Des néomembranes font adhérer le pavillon de la trompe gauche au bord supérieur de l'ovaire du même côté. Les deux trompes sont très rouges et manifestement augmentées de volume, surtout au niveau des pavillons qui forment des masses grosses comme des noix.

A droite, les franges sont libres et l'orifice facile à trouver.

A gauche, une grande partie des franges adhèrent à l'ovaire, mais l'orifice est également largement béant et aboutit dans une cavité angulaire pouvant loger une noisette. Les parois de cette cavité sont irrégulières et présentent des replis ulcérés, recouverts d'un détritus grisâtre putrilagineux.

L'examen histologique d'un segment de ces parois fait par notre excellent collègue et ami Barth a donné les résultats suivants :

« Un segment des trompes malades est traité successivement par l'acide picrique, la gomme et l'alcool; les coupes minces colorées par le picrocarminate d'Az H^3 et montées dans la glycérine font voir les lésions suivantes.

« La paroi de la trompe dans toute son épaisseur et surtout la couche sous-muqueuse est infiltrée d'une quantité considérable des granulations tuberculeuses, la plupart énormes et confluentes, les granulations très volumineuses sont caséeuses au centre, fibreuses à la périphérie, mais la tendance à la caséification est évidemment prédominante. Un grand nombre de tubercules paraissent s'être développés autour d'un vaisseau comme centre ; dans ce cas-là comme dans les autres, on découvre peu les cellules géantes.

« L'épithélium de la trompe est partout détruit et les couches sous-jacentes sont remplies par une prolifération embryonnaire diffuse. »

Ces altérations cessent complètement dans la moitié interne du canal qui a son calibre et son aspect habituels.

La trompe droite présente identiquement les mêmes lésions seulement dans ses parois, à l'union de son tiers externe avec le tiers moyen on trouve une masse caséeuse grosse comme un pois communiquant avec le canal par un très petit orifice.

Les ovaires sont assez volumineux, recouverts de fausses membranes, irréguliers : comme lobulés chacun d'eux contient une cavité grosse comme un gros pois et tapissée par une membrane tomen teuse d'un jaune d'ocre ; dans l'ovaire gauche on trouve de plus une cavité beaucoup plus petite entièrement remplie par la matière ocreuse. Un petit kyste à la surface de l'ovaire gauche.

L'utérus est volumineux : longueur 0,08 cent. du col au fond ; longueur par le cathétérisme 0,07 cent.; largeur au milieu du corps 0,067 ; épaisseur 0,035.

Le col est gros ; l'orifice en forme de fente, largement entr'ouvert, irrégulier. Sur la lèvre antérieure on voit deux saillies jaunâtres, véritables petits kystes folliculaires contenant un liquide jaune, gélatineux.

Les sillons de l'arbre de vie sont très accusés.

La cavité utérine est notablement agrandie.

La muqueuse est lisse, sans ulcérations ni fongosités ; les parois ont 0,015 d'épaisseur, les vaisseaux y sont moins fortement dilatés, surtout vers le fond.

Dans la vessie la muqueuse du trigone est rouge et couverte d'une trentaine de petites ulcérations arrondies, en cupule, à bords élevés très nets. Entre les ulcérations, la muqueuse est soulevée par de petites saillies arrondies, grisâtres à la coupe, dont le ramollissement est l'origine évidente des ulcérations voisines.

OBSERVATION XXV (personnelle).

Pneumonie chez une tuberculeuse. Tubercules des trompes.

Notte (Marie-Louise), femme Toby, 41 ans, brocheuse, entrée le 7 janvier 1880, salle du Rosaire, lit n° 6 (service de M. Gallard).

Antécédents tuberculeux dans la famille.

Strumes dans l'enfance.

Quatre enfants.

Depuis trois mois la malade tousse, a beaucoup maigri. Sueurs nocturnes. Pas d'hémoptysie.

Depuis quelques jours points de côté à droite.

Etat actuel (8 janvier). — Fièvre ; 100 pulsations. T. 39°
Prostration considérable. Dyspnée.

A l'auscultation, matité au sommet gauche. Souffle tubaire. Après la toux, gros râles sous-crépitants jusqu'à la partie moyenne.

A droite, quelques râles sibilants au sommet. Respiration normale. Expectoration purulente, un peu visqueuse.

La prostration augmente toujours sans que les signes physiques aient changé sensiblement.

9 février. *Mort.*

Autopsie (10 février). — Hépatisation grise de tout le lobe supérieur gauche. Au sommet tout à fait, une petite caverne.

Congestion du lobe inférieur.

A droite, au sommet, 2 ou 3 petits noyaux de granulations grisâtres, non ramollies.

Un peu d'épaississement de la plèvre à ce niveau.

Rien au cœur.

Foie gras,... cuir de veau, pâle, graissant le couteau.

Reins assez volumineux, mais sans lésion apparente.

Organes génitaux internes.

Utérus volumineux: longueur 0,088, du col au fond ; circonférence au niveau de l'insertion du ligament large 0,14 cent.; épaisseur 0,045.

Epaisseur de la paroi au fond 0,018.

Muqueuse molle, arborisations vasculaires au-dessus du col.

Les ovaires ont leur aspect et leur consistance ordinaires.

Ovaire gauche : longueur 0,037 ; largeur 0,02 ; épaisseur 0,007.

Ovaire droit : longueur 0,035 ; largeur 0,017 ; épaisseur 0,008.

Deux très petits kystes gros comme des têtes d'épingle à la face antérieure de l'ovaire droit.

Kyste gros comme une noix, relié à l'ovaire par un cordon blanc fibreux de 0,018 mill. qui se termine du côté du kyste par un noyau dur, blanc, de consistance presque cartilagineuse, d'aspect fibreux, faisant saillie dans l'intérieur du kyste rempli d'un liquide laiteux, peu épais.

A la partie moyenne de la trompe droite, on voit une dilatation qui siège sur le côté du canal de la trompe communiquant avec lui par un petit pertuis. Cette petite poche, de la grosseur d'un pois et paraissant développée dans la paroi même de la trompe, est remplie d'un magma blanchâtre, granuleux, caséeux.

On trouve dans la cavité de la trompe un liquide blanchâtre, laiteux.

Rien d'anormal dans la trompe gauche.

Observation XXVI (personnelle).

Tuberculose pulmonaire. Pelvi-péritonite. Tubercules
des trompes.

Mathet (Marie), 24 ans, cuisinière, entrée le 10 février 1880, salle du Rosaire, lit n° 10 (service de M. Gallard).

Parents sains; mère morte à la suite de couches; pas de maladies dans l'enfance; elle a commencé à 15 ans le métier de piqueuse de bottines.

Réglée à 13 ans régulièrement, peu abondamment.

Bronchite depuis l'année dernière, au mois de janvier. Entrée une première fois à la Pitié, elle y est restée cinq mois, du 28 avril au 24 septembre. Elle en est sortie complètement guérie, dit-elle. Elle s'est placée dans une maison où le travail est très fatigant ; les forces diminuent ; elle maigrit ; la toux revenait, sèche, peu forte, mais fréquente. Obligée de se coucher au commencement de février ; son transport à l'hôpital a eu lieu le 10.

Le 20. A son entrée, elle avait de la diarrhée ; réglée chaque mois jusqu'à ce jour, elle attend depuis deux jours une nouvelle époque.

Par moments, douleurs dans la poitrine, jamais de crachements de sang.

Pas d'exagération dans les vibrations vocales.

A la percussion, douleur, submatité sous les clavicules, surtout à droite. Dans la région sus-épineuse gauche, diminution du son ; matité très prononcée à droite.

A l'auscultation, en avant, à gauche, expiration prolongée ; pas de râles.

A droite, retentissement de la voix, râles humides, à grosses bulles, gargouillement, souffle caverneux.

En arrière, mêmes signes au sommet droit.

A gauche, souffle tubaire, craquements secs.

Le 25. La malade n'a pas vu ses règles depuis son entrée à l'hôpital ; son état s'aggrave ; la diarrhée est persistante depuis plusieurs jours.

Le 29. L'état général s'aggrave chaque jour ; les signes cavitaires s'étendent de plus en plus au sommet droit.

A gauche, on trouve maintenant, en arrière, du souffle caverneux et des gargouillements, œdème des membres inférieurs.

Mort le 7 avril 1880.

Autopsie. — *Poumons*, 3 ou 4 cavités au sommet droit. Une seule caverne, grosse comme une noix, au sommet gauche ; le lobe supérieur gauche et le lobe moyen, du côté droit, sont infiltrés de masses grises et de noyaux caséeux, de volume et de consistance variables.

Foie gros.

Utérus normal, néomembranes établissant des adhérences entre la trompe droite et le fond du cul-de-sac recto-utérin. La trompe est donc maintenue contre la face postérieure du ligament large. Elle cache complètement l'ovaire, placé au fond d'une sorte de loge.

La *trompe droite* est flexueuse et dilatée, grosse comme le pouce, au niveau du pavillon.

A gauche, kyste tubaire, quelques adhérences entourant l'ovaire.

Les *ovaires* sont sains, on y voit des cicatrices récentes.

OBSERVATION **XXVII** (personnelle).

(Pièce donnée par M. Chauffard.)
Tuberculose. Kystes caséeux des trompes.

Touchard (Louise), 52 ans, entrée le 7 septembre 1880, salle Sainte-Claire (service de M. Brouardel).

Femme de 52 ans, multipare. Ménopause en 1870, ne s'est ja-

mais plaint du bas-ventre ; morte avec tous les signes de la tuberculose pulmonaire la plus avancée.

Autopsie. — Grandes cavernes dans les deux poumons.

Organes génitaux. Des néomembranes cloisonnent le cul-de-
sac recto-utérin, et vont surtout du fond de l'utérus au rectum, ca-
chant complètement les deux paquets tubo-ovariens tombés derrière l'utérus et formant au premier abord deux grosses masses
arrondies. Par la dissection, on reconnaît que de chaque côté l'o-
vaire est au fond d'une sorte de loge circonscrite par la trompe
enroulée et considérablement dilatée à son extrémité externe.

A droite. Cette dilatation tubaire terminale, dont l'ensemble a
le volume d'un petit œuf de poule, est formée de 2 kystes arrondis
appendus au canal tubaire qui s'abouche dans leur cavité.

Le premier, le plus volumineux, est rempli d'un magma caséeux
de la couleur et de la consistance d'un lait de chaux épais. Un repli de la muqueuse, formant soupape, empêche ce magma de pénétrer dans la portion non dilatée de la cavité tubaire.

Le deuxième kyste, plus petit, est complètement séreux. Il paraît développé aux dépens d'une des franges du pavillon devenu
méconnaissable de ce côté, l'ovaire porte aussi un kyste séreux,
gros comme une noisette.

A gauche. La trompe est terminée également par une dilatation
kystique, du volume d'une noix à contenu caséeux; des néomembranes étendues comme des voiles d'un point à l'autre de la trompe
cachent complètement l'ovaire de ce côté.

La paroi des 2 kystes caséeux est formée par la muqueuse tubaire
amincie, déplissée, sans apparence d'ulcérations actuelles.

Les *deux ovaires*, surtout le droit, sont volumineux ; le parenchyme est rouge et contient de petites masses blanches arrondies,
grosses comme des pois, faciles à reconnaître pour les parois ratatinées et plissées de follicules débarrassés de leur contenu.

L'utérus est petit, sain ; le col pointu, lisse, à orifice arrondi,
punctiforme, c'est un col vierge.

Rien dans le vagin ni la vessie.

Observation XXVIII.

Tuberculose des trompes et de l'utérus (1).

K..., couturière, 45 ans, morte des suites d'une amputation nécessitée par une tumeur blanche du genou. Cette femme ne s'était jamais plainte d'aucun trouble utérin. Une seule fois, il y a plusieurs années, elle avait ressenti quelques douleurs du côté de la matrice, accompagnées d'un peu de leucorrhée, et elle était entrée dans le service de M. Desormeaux qui la cautérisa plusieurs fois, prescrivit dès toniques et la renvoya avec une ceinture hypogastrique. Depuis il n'y eut aucune manifestation morbide de ce côté.

Les règles étaient supprimées depuis assez longtemps.

Autopsie. — Adhérences pleurales. Sommets farcis de granulations. Traces de péritonite.

L'utérus occupe sa situation normale; son volume n'est pas augmenté. Son bord droit est séparé par un sillon peu profond d'une tumeur molle, grosse comme le poing, distendue par un liquide louche, dans lequel le microscope fait découvrir de nombreux globules de pus. Les angles droit et gauche sont occupés par deux tumeurs demi molles, irrégulières, formées de plusieurs éléments, de couleur jaunâtre, et débordant légèrement sa face postérieure, contre laquelle elles sont appliquées par des adhérences. De son sommet semble partir un cordon volumineux, aplati, donnant bientôt naissance à deux cordons secondaires, de volumes différents, et qui vont se fixer, celui de droite à la face inférieure du foie, celui de gauche un peu plus bas, sur les parties latérales de la colonne vertébrale. Enfin, dans les interstices qui séparent les lobules de ces différentes tumeurs, se voient de petites masses jaunâtres, assez régulièrement arrondies, de matière caséeuse.

Voilà ce que montre la simple inspection, mais ajoutons tout de suite que ces rapports ne sont qu'apparents, et que les deux tumeurs qui occupent les angles de l'utérus ne sont point formées aux dépens de son tissu, qu'elles sont simplement appliquées con-

(1) Emery. In Annales de gynécologie, 1874, p. 130, t. I.

tre sa face postérieure et constituées par les trompes malades, qui ont tourné autour de lui comme autour d'un pivot, en entraînant dans leur mouvement les ovaires; de telle sorte que leur face antérieure est devenue postérieure, et réciproquement.

Si, en effet, nous divisons les adhérences qui appliquent les trompes et les ovaires contre la face postérieure de l'utérus, il nous est facile de ramener ceux-ci dans leur position normale; ce mouvement de rotation devient alors parfaitement évident. Nous isolons ainsi deux tumeurs situées dans l'épaisseur du ligament large, mais qui se présentent à droite et à gauche avec des caractères bien différents. A droite, c'est d'abord un kyste, contenant à peu près 200 grammes de liquide; mais, dans l'épaisseur de ses parois, se voit une masse assez irrégulière, formée de deux parties. En haut, c'est une grosse masse demi molle, assez régulière, ovoïde, de couleur jaunâtre, analogue, par sa forme aussi bien qu'à la coupe, aux ganglions tuberculeux.

Peut-être est-ce le pavillon de la trompe remplie de matière caséeuse. En bas, au contraire, c'est une petite masse dure, assez régulière, sur la surface de laquelle proémine un petit kyste en voie de formation, de la grosseur d'une tête d'épingle : c'est certainement l'ovaire.

Entre ces deux masses, et les reliant entre elles, se voit un cordon, de la grosseur d'un manche de porte-plume, assez dur et formant des sinuosités à la manière d'une S. Son extrémité se fixe sur l'utérus.

Ce cordon est évidemment la trompe, mais une trompe malade, et remplie de matière caséeuse. Une incision transversale fait voir en effet que ce cordon est pourvu d'un petit orifice, et qu'il est possible d'y engager un stylet. La pression fait suinter une matière puriforme, jaunâtre, qui n'est autre que la matière caséeuse.

A gauche, à part les kystes qui n'existent point de ce côté, nous voyons que les altérations portent en somme sur les mêmes éléments, que la forme seule est modifiée. L'ovaire est sain, ainsi que le petit ligament qui le relie à l'utérus. La trompe a été tellement modifiée par le processus pathologique, qu'il serait impossible de reconnaître sa position ou sa structure primitive dans cette espèce de masse irrégulière, bosselée, présentant ici des renflements, là des étranglements, se recourbant derrière la face postérieure de

·l'utérus, et aussi à sa partie moyenne, se coudant brusquement à angle droit, pour se prolonger en haut sous forme d'un cordon aplati et donner naissance à deux cordons secondaires, non moins bosselés, non moins irréguliers, et qui vont, ainsi que je l'ai dit au début se fixer sur la face inférieure du foie et les parties latérales de la colonne lombaire. Sa nature ne saurait cependant faire l'objet d'aucun doute, c'est bien la trompe que nous avons sous les yeux, mais considérablement déformée par la matière caséeuse qui distend ses parois.

L'utérus est, lui aussi, envahi par la tuberculisation. Une incision montre sa cavité entièrement remplie par de la matière caséeuse. Le fait est assez rare. Dans les divers cas de tuberculisation présentés à la Société anatomique, les lésions portaient plus spécialement sur les trompes; la cavité utérine était à peu près indemne.

OBSERVATION XXIX.

Phthisie pulmonaire. Ostéite de la phalange du pouce. Abcès · des trompes se vidant par le rectum (1).

Kyser (Marie), âgée de 22 ans, couturière, entre le 26 avril 1873, dans le service de M. le D\[r\] Després (hôpital Cochin), pour un abcès du pouce.

Plusieurs mois avant son entrée à l'hôpital, elle fut traitée dans le service de M. Lasègue comme atteinte d'une tumeur péri-utérine. Les règles, qui étaient douloureuses et suivies de flueurs blanches avant l'apparition de cette tuméfaction, n'ont pas reparu. Depuis quatre mois il existe une fistule au-dessous de l'éminence thénar au niveau de l'articulation de la phalange du pouce avec le métacarpien (arthrite et ostéo-périostite). Il sort par la préssion un pus séreux dans lequel nagent quelques grumeaux caséeux.

K... se plaint d'une diarrhée incessante et de pertes blanches abondantes. L'examen au spéculum ne décèle aucune altération du col de l'utérus et du vagin. Le toucher vaginal permet de entir dans le cul-de-sac postérieur une résistance mal limitée. Le

(1) In thèse de Ed. Seuvre, 1874.

Vermeil.   7 toucher rectal fait mieux apprécier cette tuméfaction qui aplatit le rectum.

On observe en même temps les signes d'une tuberculose probable des organes génitaux. Dans le courant de septembre, la consomption devient rapide. Les signes d'une phlegmasia alba dolens des deux membres inférieurs apparaissent.

24 septembre. La malade rend par l'anus des flots de pus et de sang.

10 octobre. Elle est prise de symptômes de péritonite.

Autopsie. — Pneumonie caséeuse des poumons sans granulations miliaires apparentes. Pas de péritonite tuberculeuse. Ganglions mésentériques non hypertrophiés.

Pus dans le petit bassin. Inflammation et thrombose des veines iliaques internes. Caillots jusque dans les iliaques primitives.

L'utérus est pâle; sa muqueuse est lisse et saine.

A l'origine de chaque trompe, petit abcès du volume d'un haricot au-dessous du conduit qu'il semble comprimer; ils contiennent un pus épais.

Le pavillon de la trompe droite, dilaté, renferme du pus crémeux. La pression en fait sortir par l'orifice péritonéal.

La trompe gauche est largement dilatée; on ne reconnaît pas le pavillon, et l'extrémité de la trompe va se perdre et faire corps avec une masse du volume d'un petit œuf de poule, à parois épaisses et adhérentes au rectum. La section montre une cavité irrégulière dont la face interne est noirâtre.

Deux petites perforations établissent une communication avec la cavité de l'intestin. Le kyste contient peu de pus, il semble affaissé. Les deux ovaires atrophiés sont refoulés en avant.

OBSERVATION XXX.

Tuberculose miliaire du péritoine, de la plèvre et du poumon.
Tubercules des trompes (1).

Th..., 23 ans, entre à Lourcine, service de M. Péan, avec une vaginite et des végétations vulvaires, en décembre 1867,

(1) Société anatomique. 1868, p. 323, Malassez.

Le toucher vaginal est douloureux, l'utérus est mobile, les culs-de-sac latéraux sont très sensibles à la pression du doigt.

De plus cachexie, toux sans expectoration, râles humides disséminés.

Le 14 avril 1868. Fièvre intense, toux, râles humides nombreux aux deux bases, diarrhée. Mort le 17.

Autopsie. — Noyaux d'hépatisation avec de fines granulations blanchâtres, granulations sous la plèvre et le péritoine. Le petit bassin est farci de granulations, elles sont là plus abondantes que partout ailleurs. Les trompes sont très volumineuses, blanches, contournées sur elles-mêmes et distendues. Elles sont remplies de matière caséeuse.

L'utérus, les ovaires, les ligaments sont normaux.

L'examen microscopique des granulations et de la matière caséeuse des trompes a été fait par le Dr Ordonez. Les granulations sont formées par l'agglomération de petits éléments sphériques et la matière caséeuse par d'assez grosses cellules à contours irréguliers et remplies de granulations graisseuses.

Cette observation ajoute M. Malassez prouve que chez les tuberculeuses on peut rencontrer des *tubites caséeuses* analogues aux pneumonies caséeuses.

LÉSIONS DES OVAIRES.

ANATOMIE PATHOLOGIQUE.

1° *Lésions tuberculeuses.* — Louis dit avoir trouvé les ovaires tuberculeux chez 1/20 des phthisiques dont il a fait l'autopsie (1), Dans les 94 observations que nous avons dépouillées les lésions des ovaires sont notées 30 fois. Elles sont donc loin d'être aussi rares que le disait Rokitanski. Dans ce mémoire on en trouvera des exemples aux observations III, IV, XXIV, XXXI, XXXII. Ces lésions

(1) Louis, Recherches sur la phthisie, 1re édition, 1825, p. 5 et 4 1.

ne coïncident pas aussi constamment que celles des
trompes avec la pelvi-péritonite purulente, mais elles
existent rarement seules.

La tuberculose ovarienne peut-elle être primitive ?
L'observation XXXII, due à M. Lépine, semblerait le
prouver, puisque les altérations de l'ovaire y sont beaucoup plus avancées que les autres lésions tuberculeuses
observées chez cette malade. Nous devons dire du reste que
cette interprétation ne paraît nullement probante à M. de
Sinety (page 657). Primitive ou secondaire, la tuberculose
ovarienne présente deux formes :

A. — *Une infiltration granuleuse*, frappant d'emblée
tout le parenchyme et qui parait être très rare.

B. — *La tuberculose en foyers*, contenant des granulations à toutes les périodes de leur évolution, depuis la granulation grise transparente jusqu'aux masses caséeuses
et au ramollissement puriforme qui transforme les ovaires
en véritables cavernes. Les foyers tuberculeux semblent
se former indifféremment dans les deux substances, au
centre de l'organe, ou dans sa couche ovigène, comme dans
l'observation III. (Voir l'Examen micrographique d'un
ovaire tuberculeux, par Doleris, page 34.) Dans ce cas,
les foyers avant leur ramollissement forment de petites
nodosités à la surface de l'ovaire. D'après Négrié et Pillaud, cette tuberculose en foyer débuterait dans les follicules en voie de régression.

Plus tard, lorsque le ramollissement est complet, la
couche ovigène, amincie et devenue plus dense (albuginée),
forme une véritable coque fibreuse qui s'oppose pour un
temps à l'écoulement de la bouillie purulente.

Mais souvent elle cède, et la caverne ovarienne s'ouvre, soit dans le péritoine, soit dans le rectum. (Obs. XXXI et obs. XXI et XXVII de la thèse de M. Brouardel.)

Cette coque fibreuse peut alors se rétracter et former une sorte de moignon (obs. XXXI de la thèse de M. Brouardel), ou bien elle reste en contact avec le pus par l'une de ses faces, contribuant à former la paroi d'un kyste péritonéal.

2° *Lésions non tuberculeuses.* — Presque tous les auteurs ont noté un *épaississement* de la couche superficielle de l'ovaire, laquelle prendrait un aspect fibreux qui la fait comparer à la tunique albuginée du testicule ; comparaison fort impropre puisque, quel que soit son tassement, la couche ovigène ne perd jamais ses caractères propres et contient toujours des follicules de Graaf.

On a dit que la surface des ovaires était plus lisse et présentait moins de cicatrices récentes que chez les femmes mortes de maladies aiguës ; il suffira de lire nos observations pour s'assurer, qu'il n'y a rien de plus variable que cet aspect extérieur.

Quand on pratique une *coupe* de l'ovaire on y voit peut-être un peu moins souvent des corps jaunes de la menstruation ; la substance ovarienne aurait, suivant une comparaison de M. Pillaud, *l'aspect de la stéarine.*

Ici encore il n'y a rien de constant, on a vu plus haut (obs. XIII et I) qu'on peut encore trouver des corps jaunes assez récents chez des tuberculeuses qui n'étaient plus réglées depuis longtemps. L'ovaire des tuberculeuses peut donc fonctionner encore, alors même qu'elles n'ont plus d'hémorrhagies menstruelles, et l'on peut quelquefois, nous le verrons dans un instant, distinguer l'époque des ovulations. Tous les phénomènes de cet acte physiologique s'accomplissent. On retrouve parfois assez nettement les caractères de l'éréthisme général et local qui l'accompagne, seulement l'économie épuisée n'a pu faire les frais de l'hémorrhagie utérine, et la poussée congestive n'a abouti qu'à une leucorrhée un peu plus abondante.

La fécondation est encore possible s'il n'y a pas de lésions des trompes ; le fait a été observé plusieurs fois, mais le plus souvent des adhérences, des déviations de l'oviducte, des oblitérations du pavillon ferment toute issue à l'ovule et rendent la stérilité inévitable. Il n'est pas douteux cependant que l'ovaire participe à l'alanguissement général et que sa vitalité est diminuée.

Peut-être, comme le suppose M. Gallard, est-ce à un simple retard du travail de résorption qu'il faut attribuer la présence de corps jaunes assez volumineux chez des phthisiques, non réglées depuis longtemps ?

Il y a là, peut-être, un arrêt de vitalité comparable à celui qui conserve 9 mois et plus le corps jaune de la grossesse.

Il est probable même que souvent l'ovaire est impuissant à parfaire l'ovulation, et que beaucoup d'ovules disparaissent sans avoir été expulsés. Cela correspondrait même à un état anatomique spécial caractérisé par la présence dans l'ovaire de follicules à contenu granuleux *non coloré* et à parois plissées et ratatinées facilement reconnaissables.

« Chez les tuberculeuses, dit M. de Sinety, nous avons toujours rencontré un grand nombre de follicules *atrésiés*, c'est-à-dire en voie de disparition sans avoir expulsé leur ovule. Ce processus regressif, très fréquent chez l'enfant, est rare chez la femme adulte à l'état physiologique. Il n'est cependant pas spécial à la tuberculose. » (Voir obs. XXXIII.)

M. de Sinety a décrit aussi de *petites hémorrhagies parenchymateuses* interstitielles, irrégulièrement disposées dans les couches superficielles de l'ovaire dans des cas de pelvi–péritonite avec périovarite et néomembranes entourant la glande. Nous avons rencontré en effet dans les ovaires de plusieurs phthisiques avec pelvi–péritonite adhésive, de petites taches noires, bleuâtres, à limites indécises, ne paraissant avoir aucun rapport avec les follicules et toujours multiples.

Ces taches noires nous ont paru répondre à la description de l'histologiste distingué que nous venóns de citer. (Obs. XV et XIX.)

Disons enfin qu'on a vu des productions tuberculeuses à la surface ou dans les parois de quelques kystes de l'ovaire (1).

Symptômes. — Les symptômes sont ceux de la pelvi–péritonite purulente ou adhésive, suivant les cas, chez les tuberculeuses. Seulement il s'y joint quelques-uns de ces signes que l'on rapporte généralement à une souffrance de l'ovaire.

Le meilleur est sans contredit *la douleur* vive, exquise, spéciale, que l'on détermine en pressant par le palper, et surtout par le toucher, sur l'une des bosselures que l'on rencontre en explorant le petit bassin.

Quelquefois, quand l'exploration est facile, on reconnaît presque avec le doigt *la forme* de l'ovaire entouré de la

(1) Olshausen, p. 441. Die krankheiten der ovarien. Stuttgard, 1877, p. 71.

Sp. Wels. Transact. path. Soc. of. London, 1876.

trompe, et fixée sur les côtés de l'utérus dans le cul-de-sac recto-utérin. D'après Ricord, quand on fait coucher une femme atteinte d'ovarite sur le côté où existe la lésion, la douleur diminue. Au contraire, cette douleur est exaspérée par les secousses telles que les cahots de la voiture (Gallard).

Quant aux symptômes nerveux, hystériques ou hystériformes généralement attribués aux maladies de l'ovaire, tous les auteurs, depuis Aran, ont insisté sur leur rareté chez les tuberculeuses. Aran n'en signalait pas moins la coïncidence fréquente, remarquable même, de la tuberculose et de l'ovarite, et l'interprétant à sa façon, il disait :

« C'est l'ovarite chronique qui m'a fourni les cas les plus graves d'affections utérines que j'aie eu l'occasion d'observer, et ceux dans lesquels la santé générale avait subi l'altération la plus profonde. »

Nous ne voudrions pas exagérer l'importance de ces coïncidences, il nous est impossible cependant de ne pas faire remarquer que la plupart des cas bien caractérisés d'ovarite aiguë ont été observés chez des tuberculeuses (1).

Quelques phthisiques sont menstruées jusqu'à leur mort ; on peut voir actuellement dans le service de notre maître M. Gallard deux tuberculeuses arrivées à la troisième période sans avoir jamais cessé de voir leurs règles. Mais ce sont là des exceptions. *L'aménorrhée* est la règle, et l'on sait quelle importance on attribue généralement à ce symptôme pour le diagnostic de la tuberculose dans les cas douteux.

D'après M. Brouardel, la suppression des règles chez des

(1) Voir une observation de Bouveret, in Archives de gynécologie, 1875, t. II, p. 417, et obs. de Darolles, Arch. de gynécologie, 1876, t. II, p. 419.

sujets prédisposés mais n'ayant aucune lésion pulmonaire apparente devrait faire songer à la tuberculisation primitive des organes génitaux. Nous nous sommes suffisamment étendus dans la portion anatomique de ce chapitre sur la part qui peut revenir aux lésions de l'ovaire et des trompes dans l'aménorrhée, nous n'y reviendrons pas ; mais nous rappellerons que cette part est en somme assez restreinte. Les lésions de l'utérus peuvent sans doute aussi jouer un certain rôle dans l'apparition de ce symtôme; mais la cause principale, dominante, de l'aménor·rhée est certainement la cachexie, la déchéance organique. Aussi croyons-nous qu'il ne faut lui attribuer qu'une importance médiocre pour le diagnostic spécial des lésions des organes génitaux chez les phthisiques confirmées.

Le moment où se montre l'aménorrhée est très variable, et dépend surtout de la marche de l'affection générale. Raciborski qui a divisé ses malades en deux catégories, ceux qui ont des tubercules disséminés et les cavitaires, arrive aux conclusions suivantes : « La suppression des règles arrive ordinairement d'autant plus tard que la marche de la maladie est plus lente et que l'affection tuberculeuse est moins profonde. Aussi, en prenant la moyenne des faits de la première catégorie, c'est-à-dire celle où les tubercules étaient encore disséminés, nous trouvons trois mois d'aménorrhée pour quatorze mois de tubercules, c'est-à-dire, règle générale, la suppression des menstrues n'arrive, dans des cas semblables, que vers le onzième mois de la maladie.

« L'examen de faits de la deuxième catégorie nous donne au contraire, comme moyenne, cinq ou six mois d'aménorrhée pour un peu plus de neuf mois de maladie, c'est-à-dire que l'affection tuberculeuse qui suit une marche ordi-

naire et qui offre dans l'espace de quelques mois les signes
du ramollissement, la suppression des règles arrive généralement vers le quatrième mois de la maladie.

« Louis a trouvé que lorsque la phthisie durait moins
d'un an la suppression des règles avait lieu, terme moyen,
dans la moitié de son cours. Si elle ne parcourait ses périodes que dans l'espace d'une à trois années, c'était seulement dans le dernier tiers. »

C'est donc bien, en somme, l'état général qui domine
l'aménorrhée, et cela est si vrai que l'on voit quelquefois les
règles revenir quand on a pu par un traitement approprié
améliorer la santé générale.

L'hémorrhagie menstruelle est quelquefois, au début
surtout de sa disparition, remplacée par une augmentation
momentanée de la leucorrhée. En même temps que cet
écoulement, la malade ressent les douleurs lombaires, la
pesanteur hypogastrique, et tous ces symptômes d'intensité variable qui accompagnent l'ovulation.

M. Daremberg, qui dans un travail récent (1) a étudié
minutieusement l'influence de l'ovulation sur la marche de
la tuberculose, dit avoir observé que des poussées conges-
tives et phlegmasiques du côté du poumon accompagnant
ordinairement l'ovulation semblent plus pernicieuses lorsque le flux menstruel est supprimé. On comprend en effet
que l'hémorrhagie utérine fasse une dérivation utile à l'éréthisme général qui accompagne la ponte ovulaire, et la
conclusion de M. Daremberg est que loin de craindre cette
hémorrhagie, il faut tout faire pour la favoriser, conseil
malheureusement plus facile à donner qu'à suivre.

(1) Archives de médecine, novembre 1880.

Observation XXXI.

Abcès tuberculeux de l'ovaire droit ouvert dans le rectum et la vessie (1).

Une femme, âgée de 30 ans, fut apportée à la Pitié dans le service de M. Gallard, le 4 mai 1866 ; elle mourut deux jours après son entrée, sans avoir pu nous donner de renseignements sur sa maladie; on apprit cependant qu'elle était souffrante depuis six mois et qu'elle n'avait pas eu d'enfants.

L'autopsie nous montra un abcès tuberculeux de l'ovaire droit ouvert dans le rectum en 3 points différents et dans la vessie en un seul point, par l'intermédiaire du cul-de-sac recto-utérin isolé du reste de la séreuse péritonéale par des adhérences, et communiquant avec l'abcès ovarique.

La première portion du rectum tombée dans le cul-de-sac postérieur adhère à l'ovaire abcédé, un stylet passe facilement et directement de l'intestin dans le foyer ovarien. Cette portion du rectum ferme le foyer purulent en haut au moyen d'adhérences.

Au niveau du bord supérieur de l'utérus, le rectum, vu par sa face muqueuse, présente en avant une dépression, une sorte d'entonnoir qui conduit dans le cul-de-sac recto-utérin en passant sous l'ovaire gauche soudé à la face antérieure de l'intestin ; l'ouverture dans le foyer est voisine de la 3e perforation, large comme une pièce de 1 franc et située à la partie inférieure du cul-de-sac.

Le col de l'utérus est sain, sans ulcération. Le corps est rouge, congestionné ; sur les parties latérales il est difficile de le distinguer du tissu induré du ligament large ; la face antérieure est reliée à la vessie par des fausses membranes. La face postérieure constitue en bas une paroi du cloaque ; en haut, elle est en rapport avec le rectum couché en travers.

Les annexes de l'utérus, à gauche, sont appliquées sur le rectum et intimement soudées par des fausses membranes ; l'ovaire de ce côté limite en haut les deux derniers orifices du rectum.

(1) Leroy. Soc. anat., 1866, p. 192.

Le tissu cellulaire du ligament large à gauche est dur, ainsi que le tissu sous-péritonéal du petit bassin à ce niveau. Mais les plus grandes altérations siègent du côté de l'ovaire droit.

La trompe est imperméable et dilatée en 2 ampoules, l'une très petite, renfermant une matière caséeuse, l'autre plus grosse contenant une matière roussâtre ayant la consistance du beurre; la trompe va se fixer au péritoine pariétal droit.

Plus en arrière, est l'ovaire ayant le volume d'un petit œuf de poule ; plongé dans le cul-de-sac postérieur, il en occupe surtout le côté droit. Il est relié à l'utérus par un pédicule confondu avec la trompe. L'ovaire contient une matière molle, roussâtre, ayant une odeur fécaloïde. A l'extrémité interne de son grand axe est une perforation communiquant en haut avec la première fistule rectale, en bas avec le cul-de-sac recto-utérin; de nombreuses brides peritonéales existent autour des annexes à droite. A la partie externe de l'ovaire droit est un petit kyste séreux formé par des néo-membranes. Au niveau de la corne droite de l'utérus et derrière elle, entourée de fausses membranes, on voit une petite masse dure, ronde, ayant au microscope la structure du tissu cellulaire de nouvelle formation calcifié. Pas de corpuscules osseux.

OBSERVATION XXXII (1).

M. Lépine présente l'observation d'une femme morte de tuberculose miliaire très rapidement et présentant : une pleurésie gauche, tuberculose miliaire aiguë des deux poumons, foie gras, tubercules de la rate, des reins.

Utérus en artéflexion, petit kyste de l'ovaire gauche, l'ovaire droit présente à son centre un tubercule de la grosseur d'un pois.

OBSERVATION XXXIII.

Ovulation chez une phthisique non réglée. Etat des ovaires.
Tuberculose des trompes (2).

Fille de 17 ans, ses règles étaient supprimées depuis cinq ans.

(1) Soc. anat., 1873, p. 674. Lépine.
(2) De Sinéty. Soc. de Biologie, 25 avril 1874.

A l'autopsie, lésions avancées des deux poumons, pas de péritonite.

L'utérus est petit, normal et vierge. Les trompes sont très augmentées de volume, l'une des deux est assez dilatée pour permettre l'introduction du petit doigt. Elles contiennent toutes deux du pus épais, et l'on voit sur des coupes, après durcissement, que l'épithélium est dégénéré et devenu granulo-graisseux.

Les ovaires ont leurs dimensions normales. Sur l'un des deux on constate une cicatrice récente résultant de la rupture d'un follicule sa cavité mesure 6 millimètres de diamètre. On trouve à l'intérieur un caillot brun rouge se détachant facilement à l'examen ; à l'état frais on voit des cellules épithéliales, de nombreuses granulations et des cristaux d'hématoïdine.

Sur des coupes faites après durcissement, on voit que c'est bien un follicule de de Graaf récemment rompu.

On trouve, en outre, dans l'ovaire, un grand nombre de follicules primordiaux, ainsi que beaucoup de productions décrites par Slavjanski comme des follicules à diverses périodes de ce qu'il a appelé l'état d'atrésie. Du reste on ne rencontre dans l'ovaire ni tubercules, ni autres lésions.

Voilà donc un cas où, chez une jeune fille, d'abord bien réglée, mais chez laquelle les règles manquaient depuis cinq mois, un follicule de de Graaf a accompli son évolution normale et a expulsé son ovule.

Ces deux fonctions, l'ovulation et la menstruation, qui ont de si grands rapports entre elles qu'on les a longtemps considérées comme nécessairement unies l'une à l'autre, peuvent donc, dans certains cas s'exercer séparément.

LÉSIONS DE L'UTÉRUS.

Nous conserverons ici la division que nous avons employée pour les autres organes, et bien que la seconde partie ne doive guère être ici qu'un desideratum, nous décrirons des lésions tuberculeuses et des lésions non tuberculeuses de l'utérus chez les phthisiques.

1º Lésions tuberculeuses. — (Obs. II, III, IV, XXVII, XXXIV, XXXV, XXXVI, XXXVII, XXXVIII, XXXIX, LXIV).

Les tubercules de l'utérus ne sont pas fréquents ; ils le sont beaucoup moins que ceux des annexes, puisque nous n'avons pu trouver que 34 exemples sur 94 observations.

Cependant, si nous en croyons Talamon, le rapport ne serait pas le même à tous les âges, et dans l'enfance les altérations de l'utérus seraient à l'inverse de ce qu'on voit chez l'adulte, plus fréquentes que celles des annexes ; il en a trouvé en effet 9 cas, tandis qu'il n'a réuni que 5 cas de lésions des trompes, et 5 des ovaires.

Nous ferons remarquer que plusieurs de nos observations de tuberculose utérine (obs. XXIX par ex) se rapportent à des vieilles femmes, et nous nous demandons s'il n'y aurait pas lieu d'établir ici un rapprochement. Il serait curieux de voir l'utérus d'autant plus exposé à l'envahissement de la tuberculose qu'il est plus éloigné de sa période d'activité. Cela serait d'autant plus remarquable que la grossesse paraît favoriser l'apparition ou tout au moins le développement des tubercules utérins (5 observ. d'Aran, Bernutz, Courty et Sabine).

La tuberculose primitive de l'utérus n'est pas mieux établie que celle de ses annexes, on en cite cependant quelques exemples. Dans les cas de tuberculose utérine que nous avons pu réunir on la voit assez souvent indépendante de celle des annexes et surtout du péritoine. Sur 17 cas de tuberculose incontestable cités par M. Brouardel. 4 fois l'utérus était seul atteint.

On trouve les lésions tuberculeuses de l'utérus dans la muqueuse, ou ce qui est beaucoup plus rare, dans le parenhyme.

Lésions de la muqueuse. — Ce que l'on trouve le plus fréquemment dans l'utérus, c'est un magma caséeux qui en remplit la cavité ou qui forme une masse isolée occupant le fond ou l'un des angles de l'organe (obs. de VI la thèse de M. Brouardel).

Nous ne reviendrons pas ici sur la discussion *de la tuberculose en nappe;* ici comme dans les trompes le produit phymatoïde, quand il est réellement d'origine tuberculeuse, est le résultat de l'altération de la muqueuse.

Le point de départ de ces altérations est le tissu conjonctif sous-épithélial ; c'est là, principalement à la face postérieure ou au fond de l'utérus, qu'on trouve des granulations semi transparentes au début, plus tard jaunes et opaques à leur centre, qui forment des plaques plus ou moins étendues (obs. XXXIV). Plus tard encore le tissu profond de la muqueuse est lui-même envahi par une formation abondante de tissu conjonctif embryonnaire et par des granulations tuberculeuses. Il en résulte un épaississement plus ou moins grand et généralisé du tissu conjonctif sous-muqueux (1) :

« En même temps il se produit une inflammation catarrhale intense de la muqueuse, qui sécrète un liquide mucopurulent susceptible de passer à l'état caséeux. La surface de la muqueuse présente alors aussi une dégénérescence caséeuse des granulations et du tissu embryonnaire qui les unit. La couche plus ou moins épaisse de tissu embryonnaire parsemé de granulations tuberculeuses qui occupe le tissu sous-muqueux est elle-même en dégénérescence caséeuse plus ou moins complète (2). »

(1) Cornil et Ranvier. Manuel d'histologie pathologique, p. 1146.
(2) Cornil et Ranvier, p. 1137. Loco citato.

Quand les *plaques* commencent à se ramollir, elles prennent l'apparence d'*ulcérations en godet* notée par M. Parrot dans l'obs. XXXV.

Les épaississements qui précèdent les pertes de substance ne sont pas toujours en *plaques* comme dans notre observation XXXIV, ils sont quelquefois disposés en lignes qui semblent rayonner de la partie supérieure de l'utérus. *Cette apparence rayonnée* signalée d'abord par Duparcque a été notée ensuite par tous les observateurs.

Lésions parenchymateuses. — « La tuberculose miliaire aiguë de l'utérus, dit Sabine dans le Boston méd. Journal, a été niée par beaucoup d'auteurs. La forme chronique de cette affection n'est pas rare. » Les tubercules doivent prendre naissance très rarement dans la couche musculaire. Cependant les obs. XXXVI, XXXVIII et XL semblent démontrer l'existence de cette tuberculose interstitielle. M. Courty (p. 990) cite un cas ou une masse tuberculeuse interstitielle aurait déterminé la rupture de l'utérus pendant l'accouchement.

2° *Lésions non tuberculeuses.* — M. Brouardel insiste beaucoup sur le *développement* de l'utérus tuberculeux ; mais toutes les observations qu'il publie à ce sujet sont plutôt des *distensions* de l'utérus, par le magma caséeux, que de véritables augmentations de volume.

Néanmoins, chez les tuberculeuses, il existe souvent un léger degré d'*hypertrophie* de l'utérus dont témoignent les mensurations consignées dans nos observations personnelles ; d'autre part la muqueuse, quelquefois ramoliie, tomenteuse, est presque toujours très vascularisée. Ce sont là les lésions du catarrhe utérin si fréquent chez les phthisiques ; et cet ensemble paraît en somme constituer une variété de *métrite chronique* dont les rapports avec la tuberculose sont encore mal déterminés et sur laquelle nous nous proposons de poursuivre nos recherches.

Les *symptômes* ici sont encore moins caractéristiques que ceux des lésions des annexes. Ce sont d'une façon générale ceux de la métrite chronique. très atténués sauf un seul qui le plus ordinairement attire seul l'attention de la malade : la leucorrhée. (Nous ne reviendrons pas ici sur les troubles menstruels sur lesquels nous nous sommes suffisamment étendu précédemment.)

Ce symptôme nous l'avons dit, n'est pas constant, et dans la grande majorité des cas où il existe il ne présente rien de particulier. Il a été considéré jusqu'à présent plutôt comme un symptôme général que comme le signe d'une affection locale. Mais on comprend que dans les cas de tuberculose utérine proprement dite l'écoulement puisse prendre une abondance et des caractères spéciaux capables d'attirer l'attention du médecin. Il devient alors épais, jaune foncé ou même vert pistache (obs. de Mme Boivin, de Pelvet, de Tyler Smith et Pegot, n°s 22, 14, 43, et 29 de la thèse de M. Brouardel). Dans le cas de Pegot on trouvait dans l'écoulement la bouillie caséeuse que l'on constate à l'autopsie dans l'utérus tuberculeux.

Il ne nous a pas été donné d'observer d'écoulement de ce genre. La leucorrhée est probablement la cause des *démangeaisons vulvaires* et des désirs érotiques souvent très prononcés chez les tuberculeuses.

Enfin, dans les cas de distension de l'utérus par le produit tuberculeux, on peut sentir par le palper ou le toucher une *tumeur*, facile à reconnaître pour l'utérus. On conçoit que la véritable nature de cette tumeur soit bien difficile à reconnaître même chez une tuberculeuse ; dans un cas elle fut prise jusqu'à l'autopsie pour l'utérus gravide (obs. IV empruntée à Courty, p. 21).

OBSERVATION XXXIV (personnelle).

Tuberculose pulmonaire. Pelvipéritonite purulente enkystée. Communication avec le rectum. Tubercules des trompes et de la muqueuse utérine.

Armande Vendelle, 28 ans, modiste, entrée le 13 juillet 1880, salle du Rosaire, n° 37 (service de M. Gallard).

Antécédents strumeux. Adénites suppurées. Conjonctivites.

Réglée à 15 ans 1/2. Deux grossesses. Accouchements normaux à terme.

Après le deuxième, qui a eu lieu il y a trois ans, la malade a dû garder le lit près d'un mois par suite de violentes douleurs abdominales, mais sans vomissements porracés et sans ballonnement très prononcé de l'abdomen. Depuis, elle a toujours souffert du ventre ; leucorrhée abondante. Toux fréquente ayant commencé dans les derniers jours de la grossesse. Jamais d'hémoptysie.

13 juillet. Expectoration nummulaire et purulente. Sueurs nocturnes. Diarrhée. Amaigrissement rapide. Vomissements pendant les quintes de toux.

A l'auscultation, souffle caverneux au sommet gauche, gargouillement, pectoriloquie, matité.

A droite, souffle tubaire, craquements humides. [Râles ronflants et sous-crépitants jusqu'à la base.

En avant, bruit de pot fêlé sous la clavicule droite, gargouillement superficiel. Douleurs assez violentes au palper abdominal et pendant le toucher. Empâtement des culs-de-sac. *Utérus* à peu près immobile. Pas de tumeur. *Rien au col*. Diarrhée abondante. Un peu d'œdème des membres inférieurs. Très grande faiblesse. Anorexie presque absolue.

25 juillet. Le marasme augmente rapidement.

Mort le 27 juillet.

Autopsie. — Deux ou trois cavernes, dont l'une grosse comme le poing au sommet gauche. Adhérences très étendues dans les féuillets de la plèvre du même côté. Au-dessous, infiltration caséeuse avec quelques points ramollis.

A droite, infiltration tuberculeuse de tout le sommet et du lobe moyen ; quelques cavernules disséminées.

Cœur petit, pâle.

Foie gras, volumineux, pâle, couleur cuir de veau.

Rien d'anormal dans *l'intestin, la rate, l'estomac.*

Reins petits, non lobulés ; la décortication est facile.

Tout le petit bassin est rempli de pus. Celui-ci enlevé, on ne peut distinguer ni le ligament large ni les annexes de l'utérus. Le cul-de-sac utéro-vésical est peu profond ; le cul-de-sac recto-utérin n'existe plus : on ne trouve là qu'une masse à surface blanche et lisse, arrondie, représentant à peu près la forme du fond d'un très gros utérus, intimement adhérente au rectum et à la paroi postérieure du petit bassin.

Sur le côté droit de cette masse on distingue cependant un petit corps jaunâtre et aplati, grand comme une pièce de 50 cent., d'apparence graisseuse, qui est probablement la poche d'un ancien kyste de la trompe, intimement adhérente aux parties sous-jacentes. Près de lui sort de la masse un tube long de 2 cent., gros comme une plume d'oie, se terminant par des franges rétractées, c'est la trompe droite.

A gauche on ne distingue rien de semblable. En introduisant un stylet dans l'orifice péritonéal de la trompe droite, on tombe dans une dilatation qui communique par un orifice fistuleux avec une cavité anfractueuse située entre le rectum et l'utérus communiquant par deux trajets sinueux avec la cavité rectale et fermée en haut par une sorte de toit constitué par les deux ovaires refoulés en arrière et adhérents d'une part à la face postérieure de l'utérus, de l'autre à la paroi antérieure du rectum et par la trompe gauche énormément dilatée et flexueuse.

Tous ces organes extrêmement adhérents ne peuvent être isolés que par une dissection très attentive.

La *cavité,* qui représente en somme le cul-de-sac recto-utérin transformé en kyste purulent, présente à peu près le volume d'une noix, mais est très irrégulière. Ses parois sont verdâtres, tomenteuses, formées de fausses membranes dans lesquelles ni sous lesquelles on ne trouve pas de granulations tuberculeuses.

Elle présente trois orifices, dont deux la font communiquer avec le rectum, et le troisième avec le calibre de la *trompe droite*, très dilatée dans sa moitié interne.

La trompe gauche très dilatée, flexueuse, repliée en arrière, encadre le bord inférieur de l'ovaire. Elle contient un magma purulent que l'on retrouve jusque dans l'utérus. La muqueuse d'un gris verdâtre, forme de nombreux replis qui lui donnent un aspect tomenteux sans qu'on trouve d'ulcération véritable.

L'ovaire droit a un volume à peu près normal. Il est déchiqueté et grisâtre dans sa partie inférieure qui sert de paroi au kyste, il est lisse à sa face supérieure. A la coupe, on trouve dans la substance corticale deux ou trois cicatrices noirâtres.

L'ovaire gauche est plus difficile à isoler que le droit mais ne présente pas à l'œil nu d'altérations propres. On y trouve des taches noires.

L'utérus est volumineux, globuleux, les parois présentent près de 0,02 cent. d'épaisseur ; l'épaississement paraît porter sur la muqueuse qui par places a 0,004 à 0,005 mill. A sa surface, vers le fond, on trouve de nombreuses saillies blanchâtres, très consistantes, présentant presque toutes au centre une petite dépression ulcérée qui leur donne l'aspect d'un cratère.

Examen histologique par mon collègue et ami Chauffard. — Après un durcissement méthodique les coupes pratiquées perpendiculairement à la surface de la muqueuse utérine, et colorées au picrocarmin montrent les lésions suivantes :

La muqueuse de l'utérus est transformée dans toute son épaisseur en un tissu embryonnaire ; les cellules qui composent ce tissu sont arrondies, serrées les unes contre les autres, et se colorent vivement par le carmin. Quelques capillaires montent directement vers la surface de l'ulcération. L'épithélium de revêtement et les glandes ont disparu ; on n'en retrouve pas de traces.

Au milieu de ce tissu de bourgeons charnus se montrent çà et là des îlots arrondis formés par des agglomérations de cellules épithélioïdes, volumineuses, à gros noyaux, presque polyédriques par pression réciproque, mais ne présentant au centre du nodule, ni cellules géantes, ni transformation caséeuse. Sur plusieurs points, ces îlots cellulaires se sont échappés sur la coupe de la loge qui les contenait qui reste vide et tapissée seulement sur ses bords de quelques cellules qui sont demeurées adhérentes. A un plus fort grossissement, on trouve également disséminées au milieu des éléments embryonnaires, des cellules épithélioïdes tout à fait semblables mais isolées et comme semées de distance en distance.

Le parenchyme utérin paraît sain.

En somme, et vu les faibles dimensions du morceau qui a pu être soumis à l'examen histologique, on ne peut affirmer la nature tuberculeuse de cette ulcération de la muqueuse utérine. Mais l'on peut dire que ce mélange d'éléments embryonnaires et de cellules épithélioïdes de nouvelle formation, soit isolées, soit réunies en nodules distincts rappelle beaucoup l'aspect que présentent certains tissus pathologiques que l'on rattache généralement aujourd'hui aux tuberculoses locales, tels, par exemple, que les fongosités articulaires des tumeurs blanches.

Observation XXXV.

Tuberculose pulmonaire et de l'appareil urinaire. Tubercules des trompes de l'utérus (1).

Rosalie-Louise B..., âgée de 8 ans, entrée à l'hospice des Enfants-Assistés, le 6 février 1868, à l'infirmerie, le 27 février 1868. Elle avait une coxalgie.

En arrière et *à droite*, on trouve de la matité dans la fosse sus-épineuse ; il semble que les autres régions soient plus sonores que normalement : on entend partout des râles sibilants et muqueux, qui ressemblent à de véritables craquements. De plus, le sommet droit (fosse sus-épineuse) présente des bruits très nets, indices de cavernes pulmonaires (souffle amphorique, toux caverneuse).

10 mars. La diarrhée est très forte ; elle durait déjà depuis longtemps. Douleurs arthralgiques.

Le 12. Mort à huit heures du soir.

(1) Parrot. In thèse Giraud, 1868, p. 68.

Autopsie, le 14 mars.

Masse tuberculeuse sur le cervelet.

Ulcérations du larynx et du gros intestin. Cavernes au sommet des deux poumons. Granulations grises et jaunes dans le rein droit·

La lésion se présente avec le même aspect dans l'*uretère*, qui, dans quelques points, a 4 millimètres d'épaisseur et 23 millimètres de circonférence : c'est la couche muqueuse qui a subi une augmentation considérable de volume ; elle est couverte de plaques jaunes, parfaitement arrondies quand elles sont isolées, un peu déformées quand on les examine dans les points où elles sont confluentes et pressées les unes contre les autres, faisant une saillie à pic, excavées en godet à leur centre, et présentant de la sorte une grande analogie avec des godets de favus.

Ces plaques forment, sur la plus grande partie du canal, une surface jaune, continue, présentant une infinité de sillons, de petites cavités cupuliformes, d'érosions, qui lui donnent assez bien l'aspect d'un rayon de miel. Il est aisé de voir que les parties saillantes, qui presque toutes conservent une forme arrondie, sont constituées par la périphérie des plaques primitives, et que les anfractuosités existent au niveau des intervalles qui séparent les plaques, ou des points de leur surface qui ont été ramollis.

Au voisinage de la vessie, la surface de l'uretère est plus unie et son épaisseur plus grande ; à ce niveau, la gangue cellulo-fibreuse qui l'entoure contient quelques granulations grises. La tunique fibreuse est très injectée et épaissie.

La vessie présente des altérations analogues à celles qui viennenl d'être décrites, et remarquables à cause des particularités qui tiennent à leur siège. Elles sont toujours constituées par des granulations ou des plaques, les premières étant certainement l'origine des autres. Les granulations sont situées dans l'épaisseur de la muqueuse ; elles sont grises, isolées ou formant des groupes. Les plaques ont de 1 à 12 millimètres de diamètre, forment sur la muqueuse une saillie de 1/2 à millimètre, et présentent à leur périphérie quelques granulations très jaunes ; elles sont entourées d'une couronne d'injection vasculaire. L'épithélium de la muqueuse paraît intact au niveau des granulations ; mais au niveau des plaques, dont la surface est jaune, ramollie, friable, excepté sur leurs bords, qui sont fermes, la muqueuse est ulcérée.

Le trigone vésical et la région postérieure de la vessie présentent les mêmes lésions à un degré très avancé : on trouve là une large surface ovalaire, mesurant 4 centimètres transversalement, et 3 de haut en bas, au niveau de laquelle la paroi a une épaisseur de 3 à 4 millimètres ; cette surface est jaune, mamelonnée et converte par une matière caséeuse, qui, raclée, laisse voir une infinité de petites éminences, arrondies et grises. Cette altération se continue directement avec celle de l'urèthre droit ; mais à gauche elle cesse brusquement à 12 millimètres au-dessus de l'embouchure de l'uretère de ce côté, qui est parfaitement sain dans le reste de son étendue.

La plaque qui se trouve au niveau du trigone fait une saillie plus accentuée qu'ailleurs vers le col de la vessie, et forme à l'urèthre une sorte de valvule. La muqueuse qui tapisse ce bord se continue avec celle du canal de l'urèthre, et présente comme elle de nombreuses arborisations rouges, parmi lesquelles on voit des plaques granuleuses, grises, résistantes, non encore ulcérées. De larges surfaces de la muqueuse vésicale ne sont pas atteintes, et à ce niveau la muqueuse et les autres tuniques présentent un aspect normal.

L'utérus donne une sensation de fluctuation. Quand on l'ouvre ainsi que le vagin, on voit sa muqueuse d'une couleur violette, constellée de petites plaques arrondies, grises, paraissant contenues dans l'épaisseur de cette membrane. Rien d'appréciable dans la cavité du col. Quant à la cavité utérine, elle est considérable et ne mesure pas moins de 14 millimètres de haut en bas et 15 transversalement ; elle est remplie d'une matière analogue à du blanc d'œuf. La paroi, qui a de 1 à 2 millimètres d'épaisseur, est complètement jaune à sa partie centrale, et présente une lésion analogue à celle qui a été précédemment décrite pour la vessie et l'uretère droit.

Les trompes de Fallope sont altérées à leur orifice utérin ; puis vient 1 centimètre environ qui est sain, et après cela les lésions sus-indiquées reparaissent ; elles sont surtout développées à mesure qu'on approche du pavillon : on y remarque un canal central creusé au milieu d'une masse de matière jaune. A gauche, la partie externe de la trompe s'est repliée sur elle-même, de manière à constituer une anse, et les deux calibres réunis ont une épaisseur de 45 millimètres.

Les ovaires paraissent sains.

OBSERVATION XXXVI.

Tuberculose miliaire du poumon. Tubercules de l'utérus (1).

La nommée B..., âgée de 8 ans 1/2, entre à l'hôpital de Limoges, le 4 avril 1863.

Elle a marché à l'âge de 2 ans, a toujours été chétive, d'un tempérament lymphatique ; chairs flasques, teint blème, peu d'appétit ; de temps en temps elle tousse et crache. Depuis six mois, la jeune malade maigrit ; d'un caractère doux, elle devient méchante, capricieuse. Elle ne mange presque plus, a de la diarrhée depuis trois semaines ; fièvre le soir.

6 avril. La diarrhée continue. Râles disséminés dans la poitrine, expiration soufflante au sommet gauche. Abattement, pleurs sans motifs.

Le 8. Fièvre assez forte. Pouls, 130 ; respiration, 36 ; tempérarature rectale, 40°. La diarrhée augmente, les râles sont plus abondants, et la malade reste au lit.

Le 9. *Mort.*

Autopsie, le 11 avril.

Les poumons, surtout le gauche, offrent un assez grand nombre de granulations miliaires. Au microscope, on voit des cystoblastes pressés les uns contre les autres, avec un léger réseau fibrillaire. Déjà plusieurs de ces granulations sont jaunâtres ; au sommet gauche, on trouve des alvéoles remplies de cellules épithéliales, les unes granulées, d'autres tendant à devenir graisseuses, et quelques leucocytes. Le tissu fibro-plastique des parois alvéolaires n'est pas malade : on y aperçoit de rares noyaux embryo-plastiques.

La plèvre présente quelques fausses membranes et des granulations offrant à l'examen histologique le caractère tuberculeux.

(1) Quinquaud. In thèse Giraud, 1868, p. 76.

Quelques-uns des ganglions des médiastins sont caséeux.

La vessie n'a rien de particulier, ni ulcération, ni granulation ; un peu de rougeur.

L'utérus est un peu augmenté de volume et congestionné. A la palpation, on y sent une petite tumeur sur la partie latérale gauche, *tumeur* formée à la coupe par une masse jaunâtre légèrement aplatie et grosse comme une petite noisette. Elle adhère intimement à la muqueuse, et empiète même sur la tunique musculaire ; elle est libre par une partie de sa surface, où elle est recouverte d'épithélium. A la coupe, on a une surface *jaunâtre caséeuse*, entourée d'un tissu fibrillaire légèrement épaissi, et ramollie à son centre : on dirait que la matière ramollie centrale tend à se faire jour vers la surface libre de l'utérus. En faisant des coupes répétées de la muqueuse utérine, on a pu découvrir quelques *granulations* fort peu nombreuses, et on a vu des cystoblastes et de légères fibrilles n'ayant pas encore subi de métamorphose graisseuse. Ces granulations paraissent avoir leur siège dans la muqueuse, et proéminent fort peu du côté de la cavité utérine.

Malgré les recherches les plus minutieuses, on n'a trouvé aucune granulation dans *le vagin*, ni dans *le col de l'utérus*, ni dans *ses annexes*.

Les ganglions mésentériques sont caséeux pour la plupart, et on a pu démontrer l'existence de trois granulations tuberculeuses sur les bords d'une petite ulcération de *l'intestin grêle*.

Il y a un peu de suffusion séreuse dans *les ventricules* cérébraux : on n'a trouvé ni granulations tuberculeuses, ni adhérences des méninges au tissu cérébral.

OBSERVATION XXXVII (1).

M. Delore montre les pièces d'une femme morte dans le service de M. Charcot, présentant des lésions tuberculeuses multiples dans les poumons masses caséeuses et petites cavernes. Lésions tuberculeuses de plusieurs articulations. L'utérus avait le volume du poing, ses parois étaient amincies. La cavité contenait une grande quantité de pus caséeux. Il y avait de petits corps fibreux.

(1) Société anatomique, 1873, p. 375, séance du 23 mai.

Les trompes étaient très dilatées, le pavillon était transformé en une véritable poche pleine d'une matière analogue à du mastic. Les lésions de l'utérus sont celles de la métrite caséeuse.

Observation XXXVIII.

Tuberculose utérine développée après l'accouchement (1),

Femme de 29 ans, prise à la suite d'un accouchement récent, de catarrhe bronchique et d'écoulement sanguin et muqueux par le vagin, lequel dégénérait parfois en véritables hémorrhagies. La portion vaginale du col était fortement abaissée et l'orifice entr'ouvert. L'hémorrhagie arrêtée, il survint de violentes douleurs le long du trajet du nerf ischiatique, qui s'apaisaient par moments, mais qu i persistaient quelque temps. Fièvre vesperale, suivie de phthisie aigue emportant la malade rapidement.

Autopsie. — Outre les tubercules pulmonaires, hypertrophie de l'utérus dont la cavité était complètement remplie de masses tuberculeuses caséiformes jaunes. On ne trouva pas trace de la muqueuse utérine. Les masses tuberculeuses pénétraient de plusieurs lignes dans les parois utérines et s'arrêtaient au méat interne. En outre, on trouva sous le muscle psoas-iliaque un abcès du volume du poing qui provenait de la carie de la symphyse sacro-iliaque gauche.

Observation . XXXIX.

Tuberculose obscure de l'utérus et des trompes (2).

Fille de 20 ans, réglée depuis l'âge de 16 ans, mais seulement tous les trois ou quatre mois. Depuis un an, sans troubles particuliers, aménorrhée complète. A la suite d'une dysenterie surviennent des accidents de perforation intestinale qui l'emportent rapidement.

---

(1) Courty. Traité pratique des maladies de l'utérus, p. 990.
(2) Courty. Traité pratique des maladies de l'utérus, p. 990.

Outre les lésions de la péritonite, il y avait quelques tubercules crus pulmonaires, les cavités utérines et tubaires étaient remplies de tubercules. Ce qu'il y a de remarquable dans ce fait, c'est que trois semaines avant sa mort, la malade avait l'apparence de la santé.

OBSERVATION XI.

Tuberculose miliaire aiguë de l'utérus (1).

L'auteur montre des préparations microscopiques de tuberculose miliaire aiguë de l'utérus. La femme avait eu une fausse-couche un mois avant sa mort. L'utérus était hypertrophié; son tissu musculaire était parsemé de tubercules dont un grand nombre avait subi une dégénérescence caséeuse; quelques-uns contenaient des cellules géantes. Il n'y avait pas de tubercules dans le foie.

ULCÉRATIONS TUBERCULEUSES DU COL.

Pendant mon internat dans le service de M. Gombaut à la Pitié en 1878, j'eus l'occasion de voir une jeune femme dont l'histoire que l'on trouvera plus loin (obs. XLI), me paraît être un des rares cas d'ulcération tuberculeuse du col utérin observés jusqu'à ce jour. Cette femme au premier degré de la tuberculose pulmonaire, se plaignait surtout à son entrée de douleurs abdominales et d'une leucorrhée abondante, En l'examinant au spéculum nous trouvâmes une ulcération dont nous ne soupçonnâmes pas d'abord la véritable nature. Ce n'est que quelques jours après, en voyant apparaître à la langue une ulcération présentant tous les caractères des ulcérations tuberculeuses, que nous

(1) Sabine. Boston med. and surg. Journal, 1879, in Revue de Hayem, 1880, p. 564.

songeâmes à attribuer à la même diathèse ces deux lésions dont les caractères objectifs présentaient de grandes analogies,

Ce fait attira vivement mon attention, j'interrogeai mes chefs, je fis quelques recherches, je ne pus trouver aucun fait analogue probant, et je n'osai pas publier l'observation avec mon impression personnelle.

Depuis cette époque j'examinai le col de toutes les tuberculeuses du service ; et ne rencontrant jamais, tant au spéculum qu'à l'amphithéâtre, que les ulcérations banales, superficielles, granuleuses, diffuses, de la métrite chronique, je commençais à penser que je m'étais trop hâté d'interpréter le fait précédent, quand M. Cornil, au mois d'avril 1879, présenta à la Société de biologie une observation presque identique à la mienne (obs. XLII). Mêmes caractères de l'ulcération, même coïncidence avec une lésion de la langue, même rapidité de guérison. Enfin le savant médecin de Saint-Antoine considérait lui aussi cette ulcération comme tuberculeuse et confirmait son opinion par l'examen histologique d'un fait analogue rencontré par M. Rigal.

La lecture de cette communication me rendit courage et je repris mes recherches. Cette année surtout, dans le service de M. Gallard, j'étais admirablement placé pour une étude de ce genre. Mon espoir a toujours été déçu. Ni dans le service, ni à l'amphithéâtre, ni chez les nombreuses femmes qui viennent à la visite du jeudi, il ne m'a été donné de rencontrer une seule ulcération spécifique.

Plusieurs auteurs avaient déjà parlé des lésions tuberculeuses du col.

En 1836, Pauly (1) rédigeant les cliniques faites à la Pitié par Lisfranc écrivait :

« L'induration tuberculeuse du col s'observe plus spécialement sur les femmes à constitution scrofuleuse. En promenant le doigt avec une légère pression sur le col de l'utérus, on sent ici un point dur, là une dépression à consistance normale, plus loin un autre point dur, et à côté, état normal encore, et ainsi de suite, suivant le nombre des points tuberculeux. En un mot, c'est un col dont le tissu offre plusieurs points d'induration parfaitement isolés. Dans d'autres circonstances les intervalles qui séparent les points saillants sont à l'état d'hypertrophie simple, déterminée sans doute par la présence de la matière tuberculeuse. Ces points durs ne tardent généralement pas à s'ouvrir, et il en sort une matière séro-caséeuse. Les petites plaies qui en résultent continuent à fournir de la suppuration de même nature ; elles prennent de l'accroissement en étendue, et constituent alors des ulcérations scrofuleuses. »

Il semble que voilà bien établies les ulcérations tuberculeuses du col ; et en 1879, dans le dernier ouvrage écrit sur les maladies des femmes, on lit :

« Nous passerons sous silence la description des ulcérations tuberculeuses du col. Les caractères anatomiques attribués à ces lésions, par les auteurs qui les ont signalés, n'ont aucune signification qui leur soit propre et qui permette de les reconnaître. (2) » .

Dans l'intervalle de 43 ans qui sépare ces deux écrivains, de nombreux auteurs surtout à l'étranger s'étaient oc-

(1) Pauly. Maladies de l'utérus d'après les leçons cliniques de Lisfranc, p. 316.

(2) De Sinéty. Loc. citato, p. 382.

cupés de cette question. Affirmées par Kiwisch (1), Snow-
beck, Coote (2), Geil (3), Thiry (4), les ulcérations tuberculeuses sont niées par Rokitanski (5), Scanzoni (6), et
Paulsen (7), qui démontre que Kiwisch avait pris pour
des tubercules la folliculite du col. M. Brouardel, qui a
fait avant nous cette étude critique, n'a trouvé dans les
travaux de tous les auteurs qu'une observation à peu
près démonstrative; c'est celle de Holmes Coote que
nous résumons plus loin (obs. XLIV). Depuis sa thèse
jusqu'à aujourd'hui, nous n'avons trouvé dans la littérature médicale que la communication de M. Cornil qui
relate deux cas inconstestables (obs. XLII et XLIII), ce
qui avec notre observation personnelle (XLI) porte à 4 le
nombre de cas connus d'ulcérations tuberculeuses du col.

Ces ulcérations sont donc extrêmement rares. Les ulcérations simples, au contraire, sont très fréquentes chez les
tuberculeuses affectées de leucorrhée. Nous verrons, en
parlant du diagnostic, les caractères différentiels des deux
variétés.

Description. — L'ulcération tuberculeuse ne siège pas
tout autour du méat utérin; c'est une lésion bien limitée

(1) Kiwisch. Klinische Vorträge, t. I, p. 240. Prague, 1849.

(2) Dr Holmes Coote. Esq. London médical Gazette, 1856, vol. X,
p. 1023.

(3) Wilh. Geil. Ueber die tuberculose der Weibliche Genitalien Er-
langen, 1851, obs. XXXV.

(4) Thiry. Presse médicale, 1852, n°s 1 à 3.

(5) Rokitanski. Lehrbuch der pathologische anatomie, t. III, p. 444.
Wien., 1861.

(6) Von Scanzoni. Canstadt, 1852, p. 407.

(7) Paulsen. Sur la tuberculisation de l'utérus. Schmidt's Jahrbu-
cher, 1853.

occupant une des lèvres, à une distance variable de l'orifice, pouvant se continuer dans le vagin comme dans l'observation de M. Cornil. Les bords sont taillés à pic, arrondis, festonnés ; le fond, déprimé en godet, est recouvert plus ou moins complètement d'un enduit grisâtre caséeux sous lequel on trouve une surface d'un rouge vif. Près de l'ulcération ou sur ses bords, on peut voir des grains jaunes, légèrement saillants, durs au toucher, ne laissant sourdre aucun liquide quand on les pique.

Si on suit les progrès de l'affection, on peut voir les grains jaunes s'ulcérer, et cette nouvelle petite ulcération se joindre à la principale en formant un nouveau feston sur le bord.

Enfin, l'évolution de ces ulcérations est assez rapide puisque, dans le cas de M. Cornil et dans le nôtre, la cicatrisation ne se fit pas attendre plus de trois semaines.

Enfin dans ces deux cas, l'ulcération du col a coïncidé avec une ulcération de la langue présentant avec elle une grande analogie.

Dans l'examen histologique que l'on trouvera plus loin (obs. XXXVI), M. Cornil a constaté que ces ulcérations sont le résultat de l'évolution de granulations tuberculeuses, déposées dans la couche superficielle sous-épithéliale de la muqueuse.

Le diagnostic ne nous paraît pas très difficile. Il repose à la fois sur la constatation de la tuberculose et sur les caractères objectifs de l'ulcération.

Les ulcérations simples si fréquentes chez les tuberculeuses, entourent l'orifice utérin et y pénètrent ; leurs bords sont diffus ou plutôt elles n'ont point de bords, et se terminent insensiblement sans jamais atteindre jusqu'au vagin ; leur surface est granuleuse, recouverte non pas par

un enduit adhérent, mais par un muco-pus filant facile à
enlever avec le pinceau ; elles ne sont pas entourées de
points jaunes.

L'erreur serait beaucoup plus facile chez une tuberculeuse qui aurait de la *folliculite* du col. Cette affection, qui
a été décrite aussi sous le nom fort impropre d'acné du col,
est, en effet, caractérisée d'abord par de petites saillies
jaunes qui souvent s'ulcèrent, et les petites ulcérations se
rejoignent pour en former une grande qui présente alors
les caractères de l'ulcération inflammatoire simple.—Mais
si l'on pique avec une pointe un des points jaunes, on voit
sourdre un liquide clair, épais, gélatineux, et la saillie
s'affaisse. — Cette petite opération rendra donc tout à fait
impossible une erreur qui, probablement, a été commise
par Lisfranc, par Kiwisch et par tous les auteurs qui con-
sidèrent comme fréquentes les ulcérations tuberculeuses
du col.

L'épithélioma du col, au début, pourrait peut-être en
imposer, mais l'erreur ne pourrait être ici de longue durée;
l'extension continuelle, le bourgeonnement, la fétidité de
l'écoulement et les hémorrhagies, remettraient vite le
médecin dans la bonne voie. — Alors même que l'ulcération cancroïdale est peu étendue, elle est entourée de bosselures plus volumineuses que les grains jaunes, les culs-
de-sac sont raides, et l'utérus est enclavé dans une sorte
d'empâtement diffus. Enfin, les douleurs spontanées sont
beaucoup plus vives.

Quant *au chancre* du col, ses bords renversés en dehors
et indurés, l'absence de points jaunes et l'apparition des
accidents secondaires, le distingueront facilement de l'ulcération tuberculeuse.

Traitement. — Celle-ci paraît être un accident passager guérissant rapidement et probablement de lui-même. — Quelques attouchements légèrement irritants suffiront à favoriser la cicatrisation. — Nous avons employé, comme M. Cornil, la teinture d'iode avec un plein succès.

OBSERVATION XLI (personnelle).

Tuberculose pulmonaire. Ulcération tuberculeuse du col.

David, (Marie-Henriette), 23 ans. modiste. Parisienne, entrée le 6 juin 1878. (Service de M. Gombault). Sortie le 2 juillet.

Une tante morte de la poitrine. Antécédents strumeux. Adénites conjonctivites ayant laissé une petite taie sur la cornée droite.

Réglée à 12 ans 1/2. Assez mal habituellement, et plus du tout depuis trois mois. Leucorrhée habituelle. Jamais de grossesse. Il y a deux ans, métrorrhagie assez abondante. Etait-ce une fausse couche ? la malade n'avait pas vu ses règles depuis deux mois ; elle n'a pas remarqué de débris fœtaux.

Depuis cette époque, douleurs abdominales sourdes avec irradiations vers les cuisses. Leucorrhée plus abondante.

La malade est habituellement pâle, a des battements de cœur à la moindre fatigue, s'enrhume tous les hivers. Elle est nerveuse, sujette aux névralgies, mais n'a jamais eu de véritable attaque d'hystérie.

Depuis six mois, elle tousse constamment, hémoptysie assez abondante, il y a trois mois. Depuis ce moment, aménorrhée. Sueurs nocturnes. Amaigrissement. Pas de diarrhée. Peu d'expectoration.

La malade attribuant tous ces symptômes à son aménorrhée entre à l'hôpital se plaignant surtout du ventre.

Etat actuel. — Douleurs sourdes dans le bas ventre et les cuisses. Douleurs lombaires. Leucorrhée très abondante. Ventre ballonné, mais peu douloureux à la pression.

Au toucher on trouve un utérus un peu incliné en arrière, mo-

Vermeil.9

bile, sans douleurs, les culs-de-sacs sont souples et indolents; Col gros, rugueux.

Au speculum, on trouve le col gros, aplati, avec un orifice arrondi. Sur la lèvre antérieure, à une petite distance de l'orifice, ulcération assez étendue, d'un rouge vif, avec quelques points grisâtres, très nettement limitée.

Expectoration nummulaire peu abondante.

A la percussion, submatité sous la clavicule droite, matité en arrière ; dans la fosse sus-épineuse droite, submatité à gauche ; la *percussion* est douloureuse en avant.

A l'auscultation. En avant, à droite, expiration nettement prolongée, presque soufflante, craquements secs après la toux.

En arrière, au sommet droit, souffle tubaire, retentissement de la voix ; quelques râles sibilants de temps en temps.

Appétit assez bon ; pas de vomissements ; pas de diarrhée.

Souffle au 1er temps et à la base.

Traitement. — Huile de foie de morue, julep diacodé, badigeonnages iodés, cautérisations de l'ulcération au nitrate d'argent, injections.

Le 12. La malade se plaint d'une petite douleur à la langue ; nous trouvons alors, près de la pointe, à la face inférieure, un point jaune, à côté d'une petite ulcération arrondie à bords nets, à foud jaunâtre.

Le 13. La petite ulcération s'est agrandie, où plutôt s'est confondue avec une autre, développée au niveau du point jaune. Constatée le 11, cette ulcération étant évidemment tuberculeuse, on songe alors à la possibilité de la nature tuberculeuse de l'ulcération du col qui, examinée de nouveau, présente, en effet, une grande analogie avec celle de la langue, et se distingue par la netteté de ses limites, par ses bords taillés à pics, par son éloignement de l'orifice, des ulcérations purement inflammatoires du col utérin.

Attouchement des deux ulcérations à la teinture d'iode.

Le 27. L'ulcération de la langue est complètement cicatrisée, et celle du col a beaucoup diminué.

Teinture d'iode au col.

2 juillet. La malade demande à sortir ; l'ulcération du col a presque entièrement disparu.

OBSERVATION XLII (1).

Au commencement de cette année se trouvait parmi nos malades de la salle Saint-Augustin une jeune femme manifestement et depuis longtemps tuberculeuse, avec des signes d'excavation au sommet des poumons et qui souffrait en même temps de pelvi-péritonite chronique, évidemment de la même nature.

Les symptômes de péritonite chronique tuberculeuse étaient même prédominants, au point de vue de la douleur. Comme la malade se plaignait, en même temps que des douleurs abdominales et lombaires d'un écoulement très abondant, je pratiquai l'examen au spéculum.

Je trouvai une très légère exulcération du col et un suintement muco-purulent sans aucun caractère spécifique. Mais à côté du méat utérin et à droite, sur la portion vaginale du col et empiétant sur la muqueuse du vagin, à 1 cent. 1/2 de l'ouverture du col, il existait une ulcération qui présentait une ressemblance frappante avec certains ulcères tuberculeux de la langue.

Cette ulcération qui avait environ 8 millim. de diamètre était déprimée, à bords taillés à pic et sur ses bords [on voyait trois petits points ou grains jaunes en voie de ramollissement et d'élimination. Le fond de l'ulcère était gris jaunâtre et couvert d'une mince couche de pus.

Je n'hésitai pas à porter le diagnostic d'ulcération tuberculeuse de la muqueuse vaginale. Après avoir détergé la petite ulcération et touché avec une pointe les granulations jaunes pour m'assurer qu'elles faisaient corps avec le tissu du bord de l'ulcère et que c'était bien un tissu solide auquel nous avions affaire, je le touchai avec la teinture d'iode.

Quelques jours après, les grains jaunes s'étaient éliminés presque complètement et le fond de l'ulcère avait pris les caractères d'une ulcération simple. Le même mode de traitement local fut employé et au bout d'une quinzaine de jours, la plaie était tout à fait répa-

(1) Communication de M. Cornil à la Société de biologie, séance du 11 avril 1879.

rée. Lorsque la malade sortit sur sa demande avec une notable amélioration de sa pelvipéritonite, il aurait été difficile de découvrir une lésion du vagin si on n'avait pas été prévenu. Il n'existait plus en effet qu'une très légère dépression recouverte de la muqueuse normale dans le point primitivement ulcéré.

Pendant son séjour à l'hôpital et comme pour affirmer encore le diagnostic d'ulcération tuberculeuse du vagin que nous avions porté, la malade fut atteinte de granulations tuberculeuses de la langue. Celles-ci siégaient sur le frein et sur les côtés du frein. Ces tubercules furent amendés très rapidement et guéris par l'application locale de teinture d'iode.

Observation XLIII.

Une autopsie du service de mon excellent collègue, M. Rigal, m'a permis de faire l'anatomie pathologique des granulations de la muqueuse vaginale.

Il s'agissait d'une phthisie granuleuse suraiguë. Tous les organes présentaient des granulations miliaires. La portion vaginale du col et le vagin étaient semés de petites granulations plates, d'un demi-millimètre de diamètre à un millimètre, semitransparentes ou légèrement opaques à leur centre qui était parfois un peu déprimé et exulcéré.

Les granulations commençaient au pourtour du méat utérin et elles s'étendaient très confluentes sur les culs-de-sac.

L'examen microscopique de ces granulations fait sur des portions de la pièce durcies par le liquide de Muller, la gomme et l'alcool, était aussi caractéristique que possible de granulations miliaires tuberculeuses récentes : tissu composé de petites cellules rondes interposées aux fibrilles de tissu conjonctif, cellules géantes, disposition des éléments, oblitération des vaisseaux, rien n'y manquait. Très superficiels, ces tubercules généralement étalés en nappe, mais souvent aussi de forme sphérique, avaient déterminé par leur présence et par l'inflammation qu'ils occasionnaient, une chute de l'épithélium supérieur dont il ne restait rien au niveau des granulations elles-mêmes. A leur voisinage, en place de l'épithélium stratifié, il ne restait plus, sur les papilles dépouillées, qu'une courbe simple de petites cellules cubiques. (1)

Observation XLIV (2).

Une femme âgée, folle, misérable, qui, durant trente ans de résidence à Bedlam, s'était montrée triste et méchante, devint quelques mois avant sa mort, plus communicative, vive et d'un meilleur caractère.

Elle mourut épuisée en apparence, mais sans aucune manifestation de maladie organique en activité.

Autopsie, 3 avril 1850.

Il existait quelques adhérences de date ancienne, entre les plèvres, des deux côtés de la poitrine. Du côté droit, une bande épaisse, dure, unissant la surface du poumon à la cinquième côte, dans une étendue égale à la largeur d'un shiling.

En la rompant, on voyait qu'elle servait de limites à un petit abcès rempli de pus bien formé, et dans celui-ci on trouvait un morceau d'os nécrosé, exfolié d'une côte.

Les deux poumons étaient infiltrés du sommet à la base par de petits tubercules miliaires de couleur gris clair et demi-transparents. Il n'y avait pas d'excavation. On trouvait seulement dans deux ou trois points une apparence très légère de ramollissement tuberculeux commençant.

Le péricarde contenait environ une demi-once d'un liquide jaune clair. Le cœur était sain.

Dans l'iléum et le cæcum il y avait de nombreuses ulcérations circulaires, à bords élevés : quelques unes avaient presque perforé la paroi intestinale, toutes étaient distinctes les unes des autres, même au voisinage de la valvule iléo-cæcale. Les ganglions mésentériques étaient augmentés de volume et tuberculeux.

En détachant les viscères abdominaux de l'intérieur du bassin,

(1) Communication de M. Cornil à la Société de biologie, séance du 11 avril 1879,

(2) Dr Holmes Coote Esq. Upon tuberculosis of the uterus.

on constatait la présence d'une adhérence solide formant une bande qui rattachait solidement l'iléum à l'utérus.

L'*utérus* était plus volumineux qu'il ne l'est d'habitude à l'état de vacuité, il était très allongé. Le museau de tanche était enfoncé si profondément qu'il fallait apporter un certain soin pour l'extraire du bassin. Sous le péritoine transparent on voyait d'innombrables points jaunes qui, bien que réunis, restaient cependant distincts; ils étaient du volume d'une tête d'épingle environ. Les deux ovaires, légèrement augmentés de volume, étaient couverts de dépôts jaunes semblables ; leur tissu en contenait également.

La trompe droite, plus épaisse qu'à l'ordinaire, était complètement fléchie derrière la surface postérieure de l'utérus, auquel l'ovaire correspondant adhérait fortement.

L'ovaire gauche était fixé à la courbure de l'S iliaque.

L'orifice de l'utérus paraissait gonflé et ouvert.

Une légère pression exercée sur l'utérus en fait sortir une quantité de liquide jaune, rougeâtre, muco-purulent, sanglant. En ouvrant l'utérus et son col, on voyait que toute la cavité était tapissée par une couche épaisse de plusieurs lignes de cette variété de tubercule opaque, jaune, d'apparence caséeuse, que l'on trouve si souvent dans la prostate ou le testicule.

Elle se laissait détacher facilement en râclant avec le dos d'un scalpel. On trouvait sous cette couche le tissu utérin rugueux, et infiltré dans toute son épaisseur par des dépôts semblables, en masses de divers volumes.

Le col de l'utérus qui au doigt paraissait mou, dentelé et déchiré, présentait une large surface ulcérée, désorganisée, couverte de pus, de tubercule ramolli, d'épithélium et de fragments de membrane muqueuse. Il eût été, je pense, impossible de distinguer pendant la vie cet état de l'ulcération cancéreuse commune.

Le dépôt, pris en différents points, fut examiné avec soin au microscope. Il était formé exclusivement par les formes les plus dégradées du tubercule. La plus grande partie était composée de matière granuleuse soluble dans la liqueur potassique. Parmi les granules, il y avait quelques cellules imparfaitement développées, petites en largeur, remplies de granules, et présentant une faible apparence de noyau.

Le foie, le pancréas et les autres organes étaient sains.

TUBERCULES DU VAGIN.

Les tubercules du vagin sont très rares ; moins rares cependant que ceux du col, puisque nous en avons pu trouver dix cas

Trois de ces cas se trouvent dans la thèse de M. Brouardel (obs. XXIV, XXV et XXVI), et sont dus à Raynaud, Namias et Virchow ; — deux dans les observations de MM. Cornil et Rigal, où elles coïncidèrent avec des ulcérations du col.

Les autres sont dus à : Klob (Pathologische anatomie der weiblichen Sexualorganen, Wien 1864). — Weigert, (Archives de Wirchow, t.LXVII, p. 264).— Parrot, Société anatomique, 1873. — Ch. Labbé, observ. XLV.

Enfin Catuffe (Société anatomique, 1877), dans une observation malheureusement très vague qu'il intitule : Tuberculisation des organes génito-urinaires, rapporte l'histoire d'une jeune fille vierge, tuberculeuse, qui traîna longtemps une fistule vésico-vaginale.

Cette fistule était-elle le résultat d'une ulcération tuberculeuse, comme tendrait à le faire croire l'observation ?

Quoi qu'il en soit, les examens histologiques de Klob et de M. Parrot rendent incontestable l'existence de *granulations* et d'*ulcérations* de la muqueuse vaginale.

Ces ulcérations sont généralement petites, en godet, d'après l'expression pittoresque de M. Parrot. Nous avons vu, par l'observation de M. Cornil, qu'elles ont de grandes analogies avec celles du col, puisqu'une même ulcération peut siéger à la fois sur le col et sur le vagin.

Nous voyons, en somme, qu'aucune des muqueuses de l'appareil de la reproduction n'échappe à la tuberculose,

et que chez la femme comme chez l'homme les organes
génitaux paient un large tribut à l'insatiable diathèse.

OBSERVATION XLV.

**Maladie d'Addison, coïncidant avec de la granulie. Lésion des capsules
surrénales. Tubercules du vagin.**

(Observation communiquée par M. Ch. Labbé, interne
des hôpitaux).

La nommée Sourd, 30 ans, domestique.

Cette malade a le bassin bien conformé. Elle est règlée
depuis l'âge de 17 ans et toujours régulièrement. Elle jouis-
sait antérieurement d'une bonne santé ; elle a eu toutefois un avortement de trois mois. Les dernières règles datent du 10 au 14 janvier 1877.

Au début de sa grossesse, elle s'est plainte de douleurs violentes
de dents, de céphalalgie, de crampes aux membres inférieurs,
d'épistaxis fréquentes. Tels sont les seuls renseignements qui me
sont fournis par l'aide sage-femme. J'apprends en outre de la sœur
de la malade que cette dernière a présenté, vers le commencement
de sa grossesse une teinte foncée de la peau, coloration qu'elle
n'offrait pas auparavant.

Cette femme entre à la maternité le 17 septembre. Par les différents modes d'explorations on reconnaît une présentation du plan
latéral droit. Plusieurs fois, on pratique la version par manœuvres
externes et on applique la ceinture de M. Pinard, mais sans résultat, le fœtus reprenant aussitôt sa situation première.

Elle ressent les premières douleurs le 24 octobre à 1 heure du
matin. On l'examine de nouveau et on constate que l'enfant se
présente toujours par le plan latéral droit.

La dilatation n'est complète qu'à 4 heures 20 du soir ; à ce moment la poche des eaux se rompt et l'orifice du col revient sur lui-
même tout en restant dilatable.

M. Polaillon est prévenu et pratique la version pelvienne ; à

6 h. 25 du soir, la malade accouche d'une fille du poids de 3,600 grammes, en état de mort apparente.

On l'insuffle et on la ranime.

La délivrance se fait naturellement, vingt minutes après.

Après son accouchement, cette femme présente une sorte d'état d'hébétude ; elle n'accuse cependant pas de grandes douleurs.

On la fait passer dans le service de médecine (service de M. Hervieux), le 4 novembre.

Nous trouvons une femme qui est dans un grand état de prostation, comprenant difficilement ce qu'on lui dit et répondant avec peine et très lentement aux questions qu'on lui pose.

Elle ne ressent pas d'ailleurs de grandes souffrances ; elle n'a pas perdu complètement l'appétit, mais elle mange peu et sans plaisir.

La malade présente un état typho-adynamique, sans douleur dans la fosse iliaque. Mais ce qui frappe surtout, c'est la coloration spéciale qu'elle offre aux mains et à la face et qui, de suite, font penser à une maladie bronzée. Cette coloration, très accusée à la face et aux mains, sur la partie supérieure du tronc et sur les bras, ainsi que sur le ventre et le haut des cuisses, n'existe pour ainsi dire pas sur le reste du corps. Les ongles des mains sont pigmentés comme ceux des nègres.

L'état adynamique de cette femme persiste jusqu'au 10 novembre, jour où elle meurt subitement dans l'après midi.

Autopsie. — Les poumons présentent de légères adhérences au sommet et des deux côtés. A ce niveau existent des granulations tuberculeuses non parvenues à l'état de ramollissement. Le reste du poumon est sain, mais il offre dans toute son étendue une coloration noirâtre des plus prononcées.

Le *cœur*, de volume normal, n'a aucune altération des valvules, il est un peu gros.

Cerveau. La pie-mère présente quelques granulations tuberculeuses, au niveau de la connexité et des deux côtés de la scissure interhémisphérique ainsi qu'au voisinage du sillon de Rolando. Il n'en existait pas à la base ni dans le territoire de l'artère sylvienne.

Des coupes du cerveau, pratiquées dans divers sens, font voir qu'il est parfaitement sain et n'a été le siège d'aucun épanchement.

Abdomen.— L'abdomen ouvert, on trouve le péritoine de la face inférieure du diaphragme couvert de petites granulations tuberculeuses de la grosseur d'une tête d'épingle. Du côté droit, le péritoine de la région lombaire en est également constellé. On en trouve encore dans d'autres endroits du péritoine, mais elles ne sont pas aussi abondantes que dans les deux points précédemment cités.

Le foie, volumineux, dépasse le rebord des fausses côtes. La face supérieure de la capsule de Glisson offre également quelques granulations tuberculeuses.

La rate n'a rien de spécial.

Les reins présentent une anomalie curieuse. Le rein gauche est au moins trois fois plus gros que le droit. Occupant par en haut sa place normale, il remplit par en bas toute la fosse iliaque gauche.

Il n'a qu'une seule artère, volumineuse qui part de la terminaison de l'aorte. Trois grosses veines s'en détachent pour constituer une seule veine qui se rend dans la veine cave.

De l'autre côté, le rein est pour aisi dire rudimentaire. Il est comme à cheval sur la crête iliaque, qui laisse une sorte d'empreinte sur sa partie inférieure. Deux artères rénales, une supérieure, qui aboutit à la partie supérieure du rein et se détache de la terminaison de l'aorte abdominale, l'autre inférieure qui répond au hile.

Des deux côtés, les uretères sont très dilatés à leur origine.

L'examen histologique révèle la présence de granulations tuberculeuses dans les reins.

Tout le long de l'aorte on constate l'existence de très gros *ganglions* qui crient à la coupe.

Les capsules surrénales sont dures et enlevées avec les reins pour permettre leur examen microscopique.

L'uterus est bicorne, il est encore assez volumineux.

Le vagin est examiné à son tour. Sain dans ses trois quarts inférieurs, il présente dans son quart supérieur au voisinage du col, un grand nombre de fines granulations qui ne dépassent guère les culs-de-sac.

Examen microscopique. — M. Balzer a examiné au microscope un certain nombre de pièces provenant de cette autopsie.

Voici la note qu'il m'a remise à ce sujet :

« La lésion de la capsule surrénale est une dégénérescence caséeuse sèche.Le tissu a acquis un très grand durcissement dans
l'alcool; les coupes se font facilement et le tissu ne s'effondre que
dans des points ramollis très petits et peu nombreux. Après coloration par le picro-carminate, les coupes offrent à un faible grossissement l'aspect d'une masse brillante, réfringente qui retient
surtout la couleur jaune de l'acide picrique. En plusieurs points,
on aperçoit des vestiges de follicules se présentant sous l'apparence
de masses arrondies, à centres clairs et à contours opaques. L'enveloppe fibreuse est conservée. L'absence de coloration rouge
caractéristique après avoir placé les coupes dans une solution de
violet de méthylaniline, a montré qu'il ne s'agissait point d'une
infiltration de matière amyloïde.

« D'ailleurs, à un plus fort grossissement, on voit que tout le tissu
est constitué par une masse très finement granuleuse, très cohé-
rente, présentant ça et là des gouttelettes de graisse. Du reste
cette apparence n'est bien visible qu'en certains points en voie de
désagrégation; ailleurs la masse granuleuse est presque complètement homogène.

« Le rein et le foie présentent on outre des granulations tuberculeuses situées : dans le foie, sous le péritoine; dans le rein,
dans la substance corticale ; et se présentant à l'examen microscopique avec leurs éléments et leur disposition caractéristiques.
Dans le rein, ces granulations sont entourées d'une zone irrita-
tive caractérisée par une prolifération de l'épithélium des tubuli
contorti et la formation de cellules embryonnaires dans le tissu
conjonctif interstitiel.

« Dans la muqueuse du vagin, on trouve également des granulations assez nombreuses situées dans les divers points du derme, le
plus souvent dans la couche la plus superficielle.

INDEX BIBLIOGRAPHIQUE

Louis. — Recherches sur la phthisie, 1825.

Tonnelé. — Observations et réflexions sur les principaux cas de tubercules observés à l'hôpital des Enfants pendant les années 1827 et 1828. In Journal hebdomadaire de médecine, 1829, t. V, p. 149.

Senn. — Etat tuberculeux des organes génitaux de la femme avant la puberté, 1831.

Duparcque. — Traité théorique et pratique sur les altérations organiques simples et cancéreuses de la matrice, 1832, p. 359.

Seymour. — Illustrations of some of the principal diseases of the ovaria. London, 1830.

Raynaud. — De l'affection tuberculeuse de l'utérus. Archives de médecine, 1831, vol. XXVI, 1re série, p. 486.

Boivin et Duges. — Maladies de l'utérus, 1833.

Chéreau. — Mémoire pour servir à l'histoire des maladies des ovaires, 1844.

Kiwisch, Ritter von Rottereau. — Klinische Vortræge. Prague, 1849, vol. I, p. 240.

Lisfranc. — Clinique chirurgicale de la Pitié, 1842, t. II.

Tilt. — On ovarian inflammation. London, Journal of médic., 1849.

Paulsen. — Sur la tuberculose de l'utérus.

Hulmek Coote. — Esq. Upon tuberculosis of the uterus. Medical Gazette, 1850, vol. X.

Wilh-Geil. — Ueber die Tuberculose der weibliche Genitalien, 1851.

Virchow. — Gazette hebdomadaire, 1853, p. 383.

Dufour. — De la tuberculisation des organes génito-urinaires, 1854.

Vest (Ch.). — Diseases of Women, 1856. Traduction de Mauriac, 1870.

Hutchinson. — Large deposit of softening tubercle in the interior of the uterus. Path. Soc. of London, 1857, p. 269.

Bernutz. — Arch. de méd., 1857.

Négrié. — Recherches anatomiques sur les ovaires, 1858.

AMIAS. — Sulla tuberculosi del l'utero e degli organi ad esso attenenti. In Memorie dell instituto stesso Venezia, 1858, volume VII.

SCANZONI. — Traité pratique des maladies des organes sexuels de la femme. Trad. par Dor et Socin, 1858.

ARAN. — Leçons cliniques sur les maladies de l'utérus et de ses annexes, 1858-1860.

BECQUEREL. — Traité clinique des maladies de l'utérus, 1859.

NONAT. — Traité pratique des maladies de l'utérus, 1860.

CRUVEILHIER. — Anatomie pathologique, t. IV.

BIANCO (Giuseppe). — Le alterazioni d'ovara. Fossano, 1860.

CROCQ. — Bulletin de l'Académie de médecine de Belgique, 1860, t. III, 2e série, no 2.

PUECH. — Gazette des hôpitaux, 1860.

TILLOT. — De la lésion et de la maladie dans les affections chroniques du système utérin, 1860.

PILLAUD. — Des tubercules de l'ovaire et de la trompe, 1861.

BERNUTZ et GOUPIL. — Clinique médicale sur les maladies des femmes.

BROUARDEL. — De la tuberculisation des organes génitaux de la femme, 1865.

PUISTIENNE. — Tumeurs enkystées pelviennes et abdominales chez la femme, 1868.

RACIBORSKI. — Traité de la menstruation, 1868.

GIRAUD. — Un chapitre de la phthisie. Tuberculisation des organes génitaux de la femme, 1868.

COURTY. — Traité pratique des maladies de l'utérus et de ses annexes, 1872.

GALLARD. — Leçons cliniques sur les maladies des femmes, 1873.

FLECHTER BEACH. — Obstetrical transactions, 1873, p. 67.

BOUGAREL. — De la suppression des règles chez les phthisiques, 1873.

CHURCHILL. — Traité pratique des maladies des femmes. Trad. par Wieland et Dubrisay, 1874.

SEUVRE. — De l'inflammation des trompes, 1874.

FIOUPE. — Lymphatisme utérin, 1876.

AUGER. — De la lymphadénite péri-utérine, 1876.

WELLS (Sp.). — Transact. path. Soc. of London, 1876.

OLSHAUSEN. — Die Krankheiten der Ovarien. Stuttgard, 1877.

TALAMON. — Pelvi-péritonite tuberculeuse chez l'enfant. In Archives de gynécologie, 1878, t. I, p. 416.

DE SINETY. — Manuel de gynécologie, 1879.

SABINE. — Tuberculose miliaire aiguë de l'utérus. Boston med. and surg. journal, 1879.

Terrillon. — Excroissances polypeuses de l'urèthre symptomatiques de la tuberculisation des organes urinaires de la femme. (Progrès médical des 7, 14 et 23 février 1880.)

Daremberg. — Influence de la fonction menstruelle sur la marche de la phthisie pulmonaire. In Archives de médecine, nov. 1880.

Bulletins de la Société anatomique. — Leroy (1866), Reverdin (1868), Debove (1873), Parrot (1873), Lépine (1873), Catuffe (1877), Letulle (1878).

Annales de gynécologie. — De Sinéty et Emery (1874), Bouveret (1875), Siredey et de Sinety (1877), Talamon (1878), Cornil (1879).

Klob, — Pathologische Anatomie der Weiblichen sexualorganen. Wien, 1864.

Weigert. — Arch. de Virchow, t. LXVII, p. 264.

Bassaud. — Les tuberculoses locales. In Archives de médecine, 1880.

TABLE DES MATIÈRES